BASISWISSEN: Medikamentenbehandlung
bei psychischen
Störungen

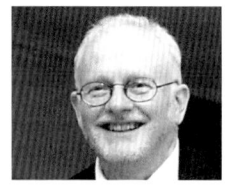

Asmus Finzen, Jahrgang 1940. 1968–75 Weiterbildung, Habilitation und Professur für Sozialpsychiatrie in Tübingen. Ab 1975 Direktor des Niedersächsischen Landeskrankenhauses Wunstorf. Anschließend bis 2003 stellvertretender Ärztlicher Direktor der psychiatrischen Universitätsklinik Basel. Im Psychiatrie-Verlag sind zahlreiche Titel von ihm erschienen, etwa zur Schizophreniebehandlung.
Kontakt: asmus.finzen@vtxmail.ch

Asmus Finzen

BASISWISSEN : Medikamentenbehandlung bei psychischen Störungen

Psychiatrie-Verlag

Die Reihe *Basiswissen* wird herausgegeben von:
Michaela Amering, Ilse Eichenbrenner, Hiltrud Kruckenberg,
Clemens Cording, Michael Eink, Klaus Obert und Wulf Rössler.

Asmus Finzen
Basiswissen: Medikamentenbehandlung bei psychischen Störungen
Basiswissen 12
ISBN 978-3-88414-429-9

Bibliografische Information der Deutschen Nationalbibliothek:
Die Deutsche Nationalbibliothek verzeichnet diese Publikation in
der Deutschen Nationalbibliografie; detaillierte bibliografische Daten
sind im Internet über http://dnb.d-nb.de abrufbar.

Bei Medikamenten, die in diesem Buch ohne besondere Kennzeichnung
aufgeführt sind, kann es sich um gesetzlich geschützte Warenzeichen
handeln, die nicht ohne Weiteres benutzt werden dürfen.

© Psychiatrie-Verlag GmbH, Bonn 2007
Alle Rechte vorbehalten.
Manuskriptberatung: Frank Wendt
Lektorat: Uwe Britten, textprojekte, Geisfeld
Umschlaggestaltung, Umschlagfoto: Iga Bielejec, Nierstein
Typografie und Satz: Iga Bielejec, Nierstein
Druck und Bindung: Clausen & Bosse, Leck

7 Vorwort

Psychopharmaka: Was sie sind und wie sie wirken
9 Was sind »Psychopharmaka«?
11 Wie wirken Psychopharmaka?
12 Neurotransmitter, die Zelle und ihre Synapse
14 Das neuronale Netz
17 Psychische Krankheiten als Ausdruck von Systemstörungen

Allgemeine Aspekte der Medikamentenbehandlung
22 Das therapeutische Risiko
24 Dosierung und Anwendungsform
27 Arzt-Patient-Kooperation
29 Unerwünschte Wirkungen
30 Abhängigkeit, Absetzen, Umsetzen

Tranquilizer: Medikamente bei Schlafstörungen, Unruhe und Angst
32 Benzodiazepine
38 Die Behandlung von Schlafstörungen
43 Medikamente bei Unruhe und Angst

Antidepressiva: Medikamente bei depressiven Störungen
49 Wirkungsqualitäten
55 Dosierungen
58 Die medikamentöse Behandlung
65 Die Behandlung bei »Therapieresistenz«

Die Behandlung bipolarer Störungen
70 Manie
73 Hochfrequente Phasenwechsel
75 Lithiumprophylaxe bei affektiven Psychosen
77 Unerwünschte Wirkungen

81	**Neuroleptika: Medikamente bei Psychosen aus dem schizophrenen Formenkreis**
82	Konventionelle Neuroleptika
83	Atypika
84	Wirkungsqualitäten
88	Unerwünschte Wirkungen
98	Medikamentenwahl und Dosierung
104	Behandlung bei Psychosen aus dem schizophrenen Formenkreis
113	Medikamentöse Langzeitbehandlung bei chronisch-rezidivierendem Verlauf
120	**Psychopharmaka in der Gerontopsychiatrie**
124	**Medikamente bei Abhängigkeitserkrankungen**
125	Entgiftung bei Alkoholabhängigkeit
129	Entgiftung bei Medikamenten- und Drogenabhängigkeit
133	**Psychopharmaka und Sexualität**
134	Antidepressiva
137	Neuroleptika
140	**Psychopharmaka in Schwangerschaft und Stillperiode**
141	Die Schwangerschaft
144	Die Stillperiode
145	**Psychopharmaka in Akutsituationen und bei Suizidgefährdung**
145	Ruhige Begegnung
149	Akute Alkohol- und Medikamentenintoxikation
151	Drogennotfälle und Benzodiazepinintoxikation
152	Medikamente bei Suizidgefährdung
155	**Ausgewählte Literatur**

Vorwort

»Richtig angewandt ist das Medikament in der Psychiatrie ein Instrument der Befreiung.« Dieser Satz des großen italienischen Reformpsychiaters Franco Basaglia aus den siebziger Jahren gilt nach wie vor. Er ist heute wie damals zugleich eine Provokation. Die Freiheit, die die Psychopharmaka vermitteln, ist relativ. Sie sind unvollkommene Medikamente. Sie wirken auf Symptome. Sie versprechen Linderung, keine Heilung. Günstigenfalls fördern sie den Genesungsprozess. Und sie haben wie alle wirksamen Medikamente unerwünschte Wirkungen. Ihre Existenzberechtigung rührt daher, dass es den Kranken, die sie einnehmen, ohne sie schlechter – oft viel schlechter – gehen würde als mit ihnen. Das bedeutet bei schweren psychischen Krankheiten wie affektiven und schizophrenen Psychosen schon sehr viel. Umso wichtiger ist die richtige Anwendung der Medikamente.

Dieses Buch ist eine kurze Einführung in den therapeutischen Umgang mit Psychopharmaka. Es richtet sich an alle, die beruflich damit zu tun haben, als Einstiegshilfe für Mediziner, als Orientierungshilfe bei Medikamentenfragen an alle anderen Berufsgruppen im Gesundheitswesen.

Eine kurze Einführung kann nicht umfassend sein. Die Psychopharmakotherapie bei Kindern und Jugendlichen (einschließlich ADHS) fehlt ganz. Persönlichkeitsstörungen, einschließlich Borderline-Syndrom, und Zwangskrankheiten sind das Feld der kognitiven Verhaltenstherapie. Medikamente sind dabei ein Notbehelf zur Linderung von Unruhe und Angst. Zum detaillierten Nachlesen und Nachschlagen sei auf die *umfangreichen* Standardwerke von O. Benkert und H. Hippius, von G. Laux und O. Dietmaier sowie von B. Bandelow u. a. verwiesen. Mir geht es darum, zum Verständnis der gegenwärtigen Situation der Psychiatrie beizutragen, die Möglichkeiten und Grenzen der Psychopharmakotherapie auszuloten und beim Einstieg in den Versorgungsalltag zu helfen.

Die Bilanz der Entwicklung von fünfzig Jahren Pharmakotherapie in der Psychiatrie ist ernüchternd. Medikamente der ersten Stunde – Benzodiazepine, trizyklische Antidepressiva und konventionelle Antipsychotika – beherrschen die psychiatrische Welt auch jenseits der westlichen Wohlstandsgesellschaften. Was schlimmer ist: Die neueren Substanzen, die Antidepressiva und die Antipsychotika der zweiten Generation, stellen nicht einmal den Anspruch, *wirksamer* zu sein als die alten, nur eben *verträglicher*. Wenn das zutrifft, ist das schon eine ganze Menge – sofern das längerfristig wirklich zutrifft.

Clozapin beispielsweise ist 35 Jahre nach der Erstzulassung mit all seinen Nebenwirkungen immer noch das wirksamste aller Antipsychotika. Und künftige Durchbrüche sind nicht in Sicht. Bis dahin müssen wir uns mit dem behelfen, was wir haben. Wir müssen die Möglichkeiten ausreizen und die Grenzen akzeptieren. Dabei helfen Engagement, Erfahrung und die Beschränkung auf wenige Standardmedikamente. Hilfreich ist es außerdem, auf die Kranken zu hören und die individuell jeweils besten Wege mit ihnen auszuhandeln und zu gehen. Soziotherapie und Psychotherapie sind dabei zu integrieren und die sozialen Unterstützungssysteme müssen stets aktiviert und stabilisiert werden.

Mit den Medikamenten hat letztlich jede Berufsgruppe in der psychiatrischen Versorgung zu tun. Ein Grundverständnis ihrer Wirkungen und Nebenwirkungen ist mithin überall nötig: von der Sozialarbeit im betreuten Wohnen bis zur Akutstation. Dieses Buch mag dazu beitragen, Möglichkeiten und Grenzen zu erkennen sowie eine Sensibilität etwa für die Nebenwirkungen zu bekommen, um schnell auf sie reagieren zu können. Eine berufsübergreifende Kooperation ist hierzu oft notwendig, auch wenn es die Mediziner sind, die bestimmte Entscheidungen verantworten.

Wir müssen die Psychopharmaka gar nicht überhöhen; wir sollten aber auch nicht zulassen, dass sie verteufelt werden. Einstweilen sind sie nicht wegzudenken. Es gilt, einen fachlich begründeten und gleichzeitig kritisch-pragmatischen Umgang mit ihnen zu entwickeln.

Asmus Finzen

Psychopharmaka:
Was sie sind
und wie sie wirken

Was sind »Psychopharmaka«?

Psychopharmaka sind Substanzen, die menschliches Erleben und Verhalten beeinflussen. Anders als Drogen sind sie keine Genuss- oder Rauschmittel. Psychopharmaka sind Medikamente zur Behandlung von Krankheiten, von psychischen Störungen.

Die moderne Psychopharmakotherapie ist erst fünfzig Jahre alt. Anfang der fünfziger Jahre wurden die antipsychotischen Wirkungen von Chlorpromazin (1952) und Haloperidol (1958) und kurz davor wurde bereits die antimanische Wirkung von Lithium (1949) entdeckt. Damals wurden auch die ersten Antidepressiva und die ersten Tranquilizer geprüft. Damit war das Spektrum der Pharmakopsychiatrie für lange Zeit komplett.

Die Entwicklung zahlreicher weiterer Medikamente in den darauf folgenden Jahren änderte daran nichts. Sie waren bis auf Clozapin (Leponex, 1973) nicht wirklich innovativ. Erst in den neunziger Jahren kam eine neue Generation von Antidepressiva und Antipsychotika auf den Markt. Fast gleichzeitig setzten sich Stimmungsstabilisatoren bei bipolaren Störungen, Antidementativa in der Alterspsychiatrie und Anticravingmittel bei Abhängigkeitserkrankungen durch.

In den fünfziger Jahren erschien die Möglichkeit, Angst, schwere Depressionen oder psychotische Symptome mit Medikamenten zu behandeln, vielen wie ein Wunder. Anderen war sie unheimlich. Sie hatten grundsätzliche Bedenken, menschliches Erleben und Verhalten chemisch zu verändern, oder sie fürchteten den Missbrauch. Aber angesichts der Schwere einiger psychischer Störungen, der Leiden vieler

Kranker und der Ratlosigkeit im Umgang damit setzten sich die neuen Substanzen rasch durch.

Man lernte bald einiges über Wirkungen und Risiken der neuen Medikamente. Aber man wusste lange so gut wie nichts über ihre eigentliche Wirkungsweise. Man stocherte gleichsam im Nebel. Das mag der Grund für manche Irrwege der Psychopharmakotherapie gewesen sein – etwa die langzeitige Unterschätzung der Spätdyskinesien oder die Ära der Hochdosierung mit Neuroleptika (Antipsychotika). ➞ Spätdyskinesien, Seite 91

Trotz ihrer Begrenzungen leiteten die Möglichkeiten der Medikamentenbehandlung bei schweren psychischen Störungen eine Revolution ein: den Wandel von der verwahrenden zur therapeutischen und rehabilitativen Psychiatrie. Selbstverständlich waren es nicht die Medikamente allein. Die fünfziger Jahre waren zugleich ein Jahrzehnt der Psychotherapie und der beginnenden Sozialpsychiatrie mit ihrem breiten Spektrum an Interventionsmöglichkeiten in Behandlung und Versorgung.

Mittlerweile wissen wir einiges darüber, wie Psychopharmaka wirken – nicht alles, aber so viel, dass es möglich geworden ist, neue Medikamente gezielt zu entwickeln und ihre Chancen und Risiken auch jenseits der klinischen Beobachtung abzuschätzen. Wir verdanken das den Fortschritten der Neurowissenschaften und der Molekularbiologie. Dennoch bleibt die klinische Forschung die Nagelprobe für die Einführung neuer Substanzen.

Jedes neue Medikament wird seit der Contergan-Katastrophe Anfang der sechziger Jahre nach experimentellen Forschungen und vor der Zulassung in der Praxis rigorosen, kontrollierten klinischen Studien unterzogen unter »Doppelblind«-Bedingungen und zufallsverteilt, mit bewährten Medikamenten und Placebos verglichen und auf Wirkungen und Nebenwirkungen geprüft.

Solche »Randomized Clinical Trials« (RCT) gelten als »Goldstandard« der sogenannten »Evidence Based Medicine«. Leider belegen die RCTs nur die generelle Wirkung eines Medikaments und dessen häufigste Nebenwirkungen. Sie besagen nichts darüber, wie einzelne Kranke im Alltag darauf ansprechen werden und wie gut sie sie im Einzelfall vertragen werden.

Deshalb sind nach der Zulassung eines Medikamentes weitere kontrollierte Studien, Metaanalysen, offene klinische Studien unter Alltagsbedingungen sowie klinische Gruppen- und Einzelfallbeobachtungen notwendig, um den praktischen Nutzen eines Medikamentes zu beurteilen. Deshalb ist es nützlich, sich mit einigen neurobiologischen Grundlagen der Wirkungsweise von Psychopharmaka vertraut zu machen.

MERKE → Die Wirkungsweise von Psychopharmaka wird in klinischen Studien umfangreich beforscht. Deren Aussagekraft über die individuelle Wirksamkeit und Verträglichkeit der Medikamente ist allerdings begrenzt.

Wie wirken Psychopharmaka?

Der Wirkungsort der Psychopharmaka ist das Gehirn. Sie greifen in ein hochkomplexes System von Nervenzellen, Neuronenbahnen, Kernen und Funktionszentren ein. Ihr Angriffsort ist die Verbindungszone zwischen den Nervenzellen, die Synapse, an der die Reiz(signal)übertragung zwischen den Zellen stattfindet. Psychopharmaka stören, stärken oder blockieren diesen Prozess. Sie greifen in das vorliegende Gleichgewicht jener Stoffe ein, die die Reizübertragung und somit die Kommunikation zwischen den Zellen erst ermöglichen: der Botenstoffe oder »Neurotransmitter«. Mindestens 300 solcher Botenstoffe sind bekannt. Damit die Zelle auf der anderen Seite des synaptischen Spalts auf die Neurotransmitter reagieren kann, bedarf sie bestimmter Eigenschaften. Sie benötigt Aufnahmemechanismen für den jeweiligen Botenstoff, sogenannte Rezeptoren. Jede Zelle kann auf viele Neurotransmitter reagieren, wenn sie über entsprechende Rezeptoren verfügt.

Die für die psychischen Funktionen wichtigsten Neurotransmitter sind

Noradrenalin (NA), Serotonin (5-HT), Dopamin (DA), Azetylcholin (ACH) und Gamma-Amino-Buttersäure (GABA). Weitere Botenstoffe wie Histamin, Glutamat, Opioide und Adenosin spielen bei der Koordination von Aktivität und Emotionalität, Psychomotorik und Schmerz eine wichtige Rolle. Man spricht auch von Transmittersystemen, die allein oder in Verbindung mit anderen bestimmte Hirnfunktionen steuern.

Neurotransmitter sind einfache Moleküle. Sie sind in anderen Funktionen im Körper seit langem bekannt.

Neurotransmitter, die Zelle und ihre Synapse

Der Prozess der Reizübermittlung im synaptischen Spalt wird im Folgenden am Beispiel des Neurotransmitters Noradrenalin dargestellt. Das Molekül wird innerhalb der abgebenden Zelle verarbeitet (»synthetisiert«) und bei Bedarf in den synaptischen Spalt freigesetzt. Nach Erfüllung seiner Aufgabe wird es entweder enzymatisch inaktiviert oder zur Neuverwendung von der abgebenden Zelle wieder aufgenommen. Überschüsse in dieser Zelle werden durch die Monoaminoxidase, ein weiteres Enzym, abgebaut.

Bei einer Depression ist, sehr vereinfacht gesprochen, zu ⟵ **Depression** wenig Noradrenalin (und Serotonin) im synaptischen Spalt vorhanden. Die Reizübertragung ist entsprechend mangelhaft. Die Eingriffsmöglichkeiten von Antidepressiva sind entsprechend:

1. Sie können für eine vermehrte Produktion des Botenstoffes sorgen.
2. Sie können die Inaktivierung innerhalb der Zelle durch die Monoaminoxidase hemmen.
3. Sie können im synaptischen Spalt die Inaktivierung durch die Catechol-O-Methyltransferase hemmen.
4. Sie können die Wiederaufnahme in die Zelle verhindern.

Alle diese Wege der Einflussnahme werden von der Psychopharmakologie mit wechselndem Erfolg beschritten. Die Abbildung 1 vermittelt eine vereinfachte Darstellung der damit verbundenen Prozesse in der abgebenden Zelle (dem afferenten Neuron) und im synaptischen Spalt. ↘ Antidepressiva, Seite 49

ABBILDUNG 1 Vereinfachte Darstellung von Synthese, Speicherung, Freisetzung und Wiederaufbereitung des Neurotransmitters Noradrenalin an einer synaptischen Endigung (Reichert, nach Iversen 1990)

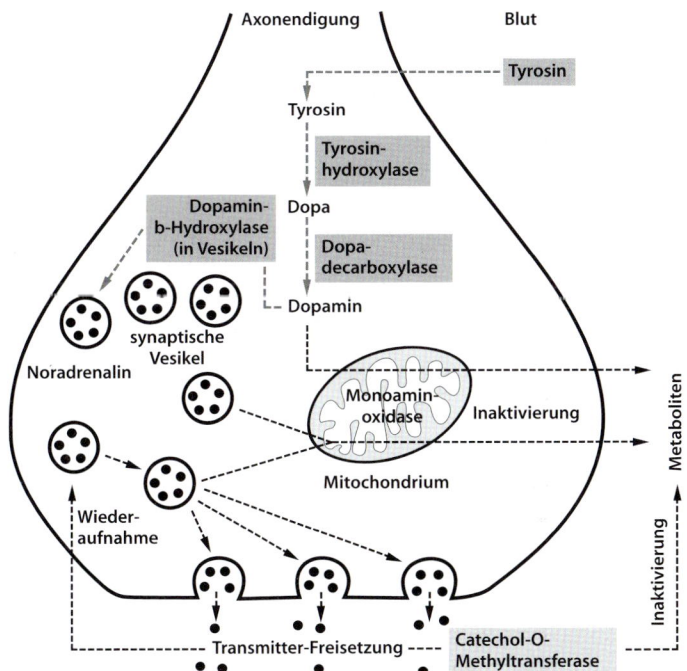

Die Situation kann aber auch genau umgekehrt sein: Durch ⟵ **Psychose** Überaktivität der abgebenden Nervenzellen kann der Botenstoff überreichlich im synaptischen Spalt vorhanden sein und dadurch die aufnehmende Zelle reizen und irritieren. Dies ist, ebenfalls grob vereinfacht, bei schizophrenen Psychosen der Fall, bei denen zu viel Dopamin (D2) in den synaptischen Spalt abgegeben wird. Hier besteht der Weg der pharmakologischen Intervention darin, die Rezeptoren der aufnehmenden Zellen für das Dopamin zu blockieren und auf diese Weise für »Ruhe« zu sorgen. ⌐ Antipsychotika, Seite 81

Das neuronale Netz

Mit dem Eingriff in das Transmittergleichgewicht im synaptischen Spalt ist der Prozess der Arzneimittelwirkung selbstverständlich nicht abgeschlossen. Die aufnehmende Zelle registriert die veränderte Lage und reagiert ihrerseits. Sie schickt ein entsprechendes Signal weiter, eine Art zweiten Boten (»second messenger«).

Diese Beschreibung beschränkt sich auf das, was sich bei der Reizübermittlung zwischen zwei Nervenzellen abspielt. Ihr fehlt gleichsam der Anfang und das Ende: Der neuronale Reiz kommt irgendwoher; und er wird irgendwohin weitergeleitet. Dabei spielen weitere Stoffe wie etwa die G-Proteine eine wichtige Rolle.

Die einzelnen Zellen sind Bestandteile eines umfassenden neuronalen Netzes, das alle Hirnfunktionen aufrechterhält und alle Körperfunktionen steuert. Die Frage, wie der biochemisch gesteuerte neuronale elektrische Reiz zur psychischen Empfindung oder zum intellektuellen Prozess wird, ist damit natürlich nicht beantwortet. Das Gleiche gilt für die Frage, wie und warum sich eine Störung des Gleichgewichtes der Botenstoffe in psychischen Krankheiten niederschlagen kann.

Es ist gut vorstellbar, dass die Krankheiten letzten Endes auch wieder nur Ausdruck – Symptom – von Problemen an ganz anderen Stellen des Gehirns sind. Dafür spräche beispielsweise die Tatsache, dass die antipsychotische Wirkung von Neuroleptika oder die antidepressive Wirkung von Thymoleptika gleich welcher Gruppe erst mit zeitlicher Verzögerung von einer bis drei Wochen eintritt, obwohl die entsprechenden

Neurorezeptoren sehr viel schneller von den Medikamentenmolekülen besetzt werden. Dafür spricht auch, dass Medikamente mit ganz unterschiedlichen Strukturen und biochemischen Ansatzpunkten vergleichbare Wirkungen erzielen. Dass also Psychopharmaka wirken, sagt gar nichts über Ursachen psychischer Störungen aus.
Bei den Antidepressiva ist das besonders eklatant. Hier sind wir möglicherweise mit dem Phänomen konfrontiert, dass bestimmte Formen von Psychotherapie auf lernpsychologischer Basis sekundär in ähnlicher Weise in das depressive Geschehen (und damit in das Transmittergleichgewicht) eingreifen wie die antidepressiven Medikamente. Es spricht einiges dafür, dass unsere medikamentöse Behandlung psychischer Störungen derzeit immer noch verhältnismäßig grobe – und möglicherweise recht randständige – Eingriffe ins neuronale Netz darstellen.

Dimensionen des neuronalen Netzes

Eine Billion Zellen, so schätzt man, umfasst das ganze Gehirn; und diese wiederum sind durch 10^{14} (100 Billionen) Synapsen miteinander verknüpft. Diese Dimension sprengt jede Vorstellungskraft. Jeder Versuch, die Funktionsweise des Gehirns zu erklären, ist daher stark vereinfachend, ist in hohem Grade reduktionistisch.

Noch komplizierter wird das alles dadurch, dass das neuronale Netzwerk nicht starr ist, sondern extrem flexibel, »plastisch«. Es wird unser Leben lang unablässig umgebaut. Neue Verknüpfungen werden gebildet, alte stillgelegt. Das geschieht auch bei psychischen Störungen und schlägt sich in Zeichen vermehrter oder verminderter Aktivität in funktionellen Bilddarstellungen des Gehirns nieder.

In diesem Zusammenhang mag es hilfreich sein, das Gehirn als »selbstreferenziell« zu begreifen, als System nämlich, das sich selbst reguliert und sich selbst im Gleichgewicht hält. Dabei hat es eine Unzahl von spezifischen und unspezifischen Reizen aus dem Körper und von Sinnesreizen aus der äußeren Welt zu registrieren, zu integrieren und zu bewerten, um schließlich angemessen darauf zu reagieren. Diese Informationen und Reaktionen beziehen sich auf sämtliche Körperfunktionen sowie auf alle Sinnesreize aus der äußeren Welt, die nicht nur wahrgenommen, bewertet und beantwortet, sondern auch gespeichert und abrufbereit im Gedächtnis behalten werden müssen.

Über diese Vorgänge wissen wir heute wesentlich mehr ⟵ **Stimmenhörer** als noch vor wenigen Jahren. Manche komplexe Hirnleistung lässt sich heute, wenn auch in recht grober und oberflächlicher Weise, mithilfe moderner bildgebender Verfahren darstellen, etwa mittels der Positronen-Emissions-Spektrographie (PET). Wir können beispielsweise nachweisen, dass ein Mensch, der unter akustischen Halluzinationen leidet, sich die Stimmen, die er hört, nicht einbildet. Im PET ist jene Hirnregion bei ihm tatsächlich aktiviert, die wir mit dem Hören und dem Sprachverstehen in Verbindung bringen. Dieser Befund war aufgrund unserer klinischen Beobachtungen und der Berichte der Kranken zu erwarten. Unerwartet hingegen war die Feststellung, dass beim »halluzinierenden« Menschen, der Stimmen hört, auch jene Hirnregion vermehrte Aktivität zeigt, die wir der Sprach*entstehung* zuordnen.

Wenn wir bei der Beschreibung psychopathologischer Symptome davon sprechen, dass »die Gedanken laut werden«, dann ist dieses mehr als nur eine Metapher. Es ist die *innere Realität* des psychosekranken Menschen. Wir müssen allerdings bedenken, dass diese faszinierenden Bilder mit ihren aufregenden Befunden in ihrer Farbigkeit darüber hinwegtäuschen (können), dass sie ein eindimensionales Abbild des Geschehens sind, weil sie nicht die neuronale Aktivität selbst darstellen, sondern die damit verbundene Aktivierung von Hirnstoffwechselprozessen in der entsprechenden Region. Was sich dort »inhaltlich« abspielt, ist also für die Interpretation offen.

Psychische Krankheiten als Ausdruck von Systemstörungen

Psychische Krankheiten sind ohne Zweifel Ausdruck neuronaler Systemstörungen. Das gilt unabhängig von ihrer Ursache. Aber: Die gesicherte Tatsache, dass bei schizophrenen Psychosen eine übermäßige Aktivität in bestimmten dopaminergen Gehirnsystemen besteht oder dass bei depressiven Störungen die serotonergen und die noradrenalen Systeme im Sinne eines Serotonin- und Noradrenalinmangels vor allem im Thalamus besteht, kann nicht die ganze Wahrheit über diese Erkrankungen sein.

Gleichwohl sind Störungen dieser Systeme nachweisbar, und was noch wichtiger ist: Wir können mit den uns zur Verfügung stehenden Psychopharmaka in sie eingreifen, zur Wiederherstellung des Gleichgewichts im Gehirn beitragen und auf diese Weise eine Besserung der Krankheitssymptome erreichen. Die Frage bleibt offen, wie diese Störungen zustande kommen. Das gilt für die Einwirkung von außen – Stress, emotionale und körperliche Belastung, psychische Konfliktreaktionen – ebenso wie für somatische Faktoren wie Neuronalläsionen oder andere »Defekte«, genetische Unzulänglichkeit und entzündliche und toxische Reaktionen.

Dahinter stehen Fragen nach dem komplexen Zusammenwirken vielfältiger Zentren im Gehirn, nach dessen Reserven, dessen Kompensations- und Ausgleichsfähigkeit. Nach dem heutigen Stand des Wissens bleibt selbst die Frage offen, ob die für uns fassbaren Störungen des Transmittergleichgewichts nicht nur Symptome einer tiefer greifenden und zentraleren Störung sind, die uns bislang gar nicht zugänglich ist.

All dies macht deutlich, dass wir auch mit dem ⟵ **Pharmakotherapie** Instrumentarium der Psychopharmakotherapie noch am Anfang stehen. Sie ist wirksam und sie trägt zur Besserung mannigfacher psychischer Störungen bei. Dass dies bislang nur unzulänglich und nicht nebenwirkungsfrei (vielleicht nie sein wird) geschehen kann, ist ebenfalls Ausdruck der Komplexität des Gehirns. Die Neurotransmitter agieren in der Regel nicht spezifisch für bestimmte Hirnfunktionen oder Hirnzentren. Sie greifen an unterschiedlichen Orten und in unterschiedlichen Funktionen in das System ein.

Ein Beispiel dafür ist das Dopamin. Im limbischen System und seinen dopaminergen Verbindungen zum Cingulum der Großhirnrinde ist seine Überaktivität bei akuten schizophrenen Psychosen nachzuweisen. In anderen Teilen des Gehirns, dem Nucleus niger und dem Corpus striatum, ist sein ausreichendes Vorhandensein die Voraussetzung für die flüssige Bewegungskoordination von Armen und Beinen. Tritt ein Dopaminmangel durch Degeneration der nigrostriatalen Nervenbahnen ein, wird die motorische Aktivität nachhaltig gestört. Die Folge ist die Parkinson'sche Krankheit.

Haupt- und Nebenwirkungen von Medikamenten sind oft ⟵ **Wirkungen** unauflöslich miteinander verknüpft. Deshalb unterscheiden wir zwischen erwünschten und unerwünschten Wirkungen; und ob sie erwünscht oder unerwünscht sind, hängt oft lediglich von der subjektiven Perspektive ab. Dass die Medikamente Müdigkeit herbeiführen, ist eine unerwünschte Wirkung von Tranquilizern, sofern wir sie als Tagessedativum verwenden, sie ist jedoch eine erwünschte Wirkung, wenn wir sie als Schlafmittel einsetzen. Für Neuroleptika und Antidepressiva gilt Ähnliches.

Allen gemeinsam ist, dass sie mit den Wirkungen der Transmitterbalance und der Reaktion des Nervensystems bzw. der einzelnen Nerven und Synapsen darauf zusammenhängen. Dabei ist zu bedenken, dass nur wenige Neuroleptika und Antidepressiva spezifisch und hauptsächlich auf ein Transmittersystem oder eine besondere Rezeptorengruppe wirken – etwa Neuroleptika auf das Dopamin-2-Rezeptorsystem – oder die selektiven Serotonin-Wiederaufnahmehemmer, wie der Name schon sagt, auf die Wiederaufnahme von Serotonin.

Im Gegenteil: Das bisher mutmaßlich wirksamste aller Neuroleptika, das Clozapin, wirkt – Dopaminhypothese der Schizophrenie hin oder her – in unterschiedlichem Ausmaß auf das D-1, D-2, Alpha-1, ACH, H-1 und S-2, und es spricht einiges dafür, dass seine überlegene Wirksamkeit genau damit zu tun hat. Dabei kann seine Affinität zu mehreren Rezeptoren zugleich die Anreicherung in bestimmten »erwünschten« Regionen begünstigen, aber auch diese Eigenschaften durch seine dopaminerge Wirkung in bestimmten anderen Regionen verhindern. Das Clozapin wirkt im Nucleus niger und im Corpus striatum, sodass es nicht zu extrapyramidal-motorischen Nebenwirkungen kommt.

Allgemeine Aspekte der Medikamentenbehandlung

Für viele von uns ist es zu einer Selbstverständlichkeit geworden, bei Störungen des körperlichen und seelischen Befindens zur Tablette zu greifen. Es gibt kaum einen Erwachsenen, der nicht gelegentlich Schmerz-, Schlaf-, Beruhigungs- oder Abführmittel einnimmt.
Im medizinischen Betrieb gehört die Verordnung von Medikamenten zur Routine. Darüber vergessen wir leicht, dass der Umgang mit Medikamenten gelernt werden muss – von uns, die wir sie einnehmen, allemal. Aber das gilt aber auch für diejenigen, die sie verordnen – für die Ärztinnen und Ärzte – und für all jene, die sie verabreichen, also Pflegepersonal.
Medikamente sind immer auch Gifte. Wirksame Medikamente haben immer auch unerwünschte Wirkungen, sogenannte Nebenwirkungen.
Wer Medikamente einnimmt und wer Medikamente verordnet oder verabreicht, braucht dafür einen guten Grund. Über diesen guten Grund müssen sich Ärzte selbst Rechenschaft ablegen; den Kranken gegenüber, die sich ihnen anvertrauen, müssen sie ihn plausibel machen können. Und wenn es wichtig ist, müssen sie sich dafür viel Zeit nehmen; je skeptischer und je zögernder die Kranken sind, umso mehr.
Wir müssen uns wieder und wieder fragen: Welche Ziele wollen wir auf welchem Weg für die Kranken – und *mit* ihnen – am schonendsten und risikolosesten erreichen? Wir müssen uns fragen, ob das gleiche Ziel nicht auch ohne Medikamente erreichbar ist: Diät statt Schlankheitspille, Aufklärung statt Schlafmittel, Gespräch statt Tranquilizer. Zugleich müssen wir uns vor moralischem Rigorismus hüten.
Wenn wir uns entschließen, ein Medikament einzusetzen, müssen wir

uns über Wirkungen und Nebenwirkungen, über Grenzen und Möglichkeiten Rechenschaft ablegen. Wir müssen die Kranken über die erwünschten Wirkungen auf das Befinden und die Störung sowie über die Risiken aufklären. Wir müssen uns mit dem folgenden klassischen Fragenkatalog konfrontieren, der auch nach dreißig Jahren unverändert gültig ist.

Notwendige Fragen (entnommen aus: Herxheimer 1977):

- *Name:* Wie ist der generische (chemische) Name des Mittels?
- *Kategorie:* Zu welcher Kategorie gehört das Mittel (z. B. Diuretikum, Neuroleptikum).
- *Zwecke:* Welcher Zweck soll mit dem Mittel erreicht werden?
- *Welche anderen Möglichkeiten?* Welche anderen Mittel kommen in Betracht? Gibt es eine Wahl? Wirksamkeit, Sicherheit und Preis sind zu beachten.
- *Anwendungsart und Dosierung:* In welcher Form, Dosierung und in welchen Abständen wird jedes Mittel gegeben und warum?
- *Beobachtungen:* Welche Ergebnisse können beobachtet werden, die die Erreichung des Behandlungsziels erkennen lassen? Wann sind sie zu erwarten und wer kann sie beurteilen?
- *Dauer:* Wie lange soll die Behandlung dauern und wann und wie soll dies entschieden werden?
- *Ausscheidung:* Wie wird das Mittel ausgeschieden? Wird die vorhandene Störung die normale Verteilung des Mittels im Körper und seine Wirkung beeinflussen?
- *Unerwünschte Wirkungen:* Welche Nebenwirkungen können von dem Mittel erwartet werden? Wie häufig sind sie?
- *Wechselwirkungen:* Welche anderen Mittel müssen bei Anwendung dieses Mittels vermieden werden? Warum?
- *Was denkt der Patient?* Was erwartet der Kranke von dem Mittel? Was hat man ihm darüber gesagt und an was erinnert er sich noch? Bedarf er zusätzlicher Informationen?

Das therapeutische Risiko

Jede Behandlung setzt eine Risiko-Nutzen-Abwägung voraus. Es gibt keine Therapie ohne Risiko, gleichgültig ob man sich entscheidet zu handeln oder zu unterlassen. Unreflektiertes Handeln kann dazu führen, dass die Behandlung schlimmer ist als die Krankheit. Die Pharmakologen G. Kuschinsky und H. Lüllmann (1993) fassen die notwendigen Überlegungen gut zusammen:

»Unter den Substanzen mit starken pharmakologischen Wirkungen gibt es so gut wie keine, die nicht auch unerwünschte Nebenwirkungen haben könnten. Das ist auch bei allen Pharmaka zu erwarten, die in Zukunft in die Therapie eingeführt werden. Der Arzt muss bei den eingeführten Arzneimitteln über die möglichen Symptome und die Häufigkeit der Nebenwirkungen unterrichtet sein. Es wäre eine völlig falsche Haltung, wenn der Arzt wegen einer Bagatellerkrankung das Risiko gefährlicher Nebenwirkungen auf sich nehmen würde. Es wäre aber ebenso falsch, wenn er aus Furcht vor möglichen Nebenwirkungen auf eine Arzneimitteltherapie verzichten oder diese mit unzureichenden Dosen durchführen würde, wenn diese Unterlassung zu einer Schädigung des Patienten oder sogar zum Tode führen würde.«

MERKE → In jedem einzelnen Falle ist es notwendig, das Risiko durch die Krankheit gegen das Risiko durch die Therapie sorgfältig abzuwägen.

Es ist bekannt, dass Medikamente wirken können, ohne dass sie Wirkstoffe enthalten. Man spricht dann von einer Placebo-Wirkung. ← **Placebo**
In der Psychiatrie ist diese besonders gut bei depressiven Verstimmungszuständen belegt. Ebenso bemerkenswert wie die Tatsache, dass Placebos therapeutisch wirksam sind, ist die Tatsache, dass sie auch Nebenwirkungen haben: Kopfschmerzen, Abgeschlagenheit, Schweregefühl, Übelkeit, Müdigkeit und Konzentrationsschwierigkeiten wurden in Placebo-Versuchen von 10 bis 25 Prozent der Probanden angegeben. Dabei spielen, außer der Beeinflussung durch den Arzt, Erwartungsangst, Misstrauen und allzu starke Selbstbeobachtung eine wichtige Rolle.

Dieses einfache Phänomen einer suggestiven Wirkung in der Beziehung zwischen Therapeuten und Patienten durch das Medikament – Michael Balint sprach von der »Droge Arzt« – verweist auf vielfältige Probleme der medikamentösen Behandlung. Und nicht nur wirkstofffreie Medikamente haben unerwartete Placebo-Wirkungen. Das bedeutet im therapeutischen Alltag:

- Wenn es einem Patienten besser geht, muss das nicht unbedingt mit der verabfolgten Medikation zusammenhängen. Das kann unabhängig davon eingetreten sein, ja, die Besserung kann *trotz* der verabreichten Medikamente eintreten.
- Wenn Nebenwirkungen auftreten, müssen diese nicht zwangsläufig Folge der Medikation sein. Sie können auch die allgemeine Situation des Patienten und seine Ängste reflektieren. Sie können aber auch Symptome der behandelten Krankheit sein (etwa Konzentrationsstörungen bei vielen psychischen Leiden).

Drei Dinge sind also wichtig:

1. Placebos beeinflussen die Neurotransmitterbalance! Sie entfalten mithin auf psychologischem Wege biologische Wirkungen.
2. Placebos können und dürfen bei schweren körperlichen oder psychischen Erkrankungen chemisch wirksame Medikamente nicht ersetzen!
3. Wer Placebos verabreicht, muss darüber aufklären. So verlangt es das Gesetz. Es mag überraschen, dass sie dadurch keineswegs ihre Wirksamkeit verlieren.

Jedes Arzneimittel hat hinsichtlich seiner Wirkungen und Nebenwirkungen charakteristische Merkmale. Diese sind in den Informationen der Hersteller nachzulesen. Wer das bei der Verordnung eines unvertrauten Medikamentes versäumt, handelt fahrlässig. Das therapeutische Risiko ist bei neu eingeführten Medikamenten manchmal nur schwer abzuschätzen. Eine konservative Grundeinstellung zu neuen Medikamenten ist durchaus vertretbar. Ein neues Medikament, das hält, was der

Hersteller verspricht, wird rasch bekannt. Allerdings ist es unangebracht, allzu lange an einem lieb gewordenen Medikament festzuhalten, wenn sich Meldungen über gefährliche Nebenwirkungen häufen. Man bewahrt die Kranken vor Schaden, wenn man sich an den Grundsatz hält, im klinischen Alltag niemals der Erste und niemals der Letzte zu sein, der ein Medikament verordnet.

Dosierung und Anwendungsform

Die vom Hersteller angegebene Dosierung ist eine Leitlinie. Je nach körperlicher und psychischer Verfassung und individueller Empfindlichkeit kann die notwendige Dosis deutlich nach unten oder nach oben abweichen. Bei fehlender oder zweifelhafter Wirksamkeit kann man heute bei vielen Substanzen den Serumspiegel bestimmen.

Die Bioverfügbarkeit der Medikamente hängt von zahlreichen Faktoren ab: Wie rasch und wie vollständig wird es vom Körper aufgebaut, wie rasch wird es verstoffwechselt und wieder abgebaut? Davon hängt unter anderem ab, ob bestimmte Medikamente als Tabletten oder Tropfen, zur Absorption über die Mundhöhle (wie Nitroglycerin), als Zäpfchen oder als intramuskuläre oder intravenöse Injektion verabreicht werden. Und davon wiederum hängt ab, ob Medikamente im Körper kumulieren, das heißt, ob die im Körper vorhandene Menge nach einigen Tagen höher ist, als die tägliche Dosis das erwarten lässt. Wenn man das nicht beachtet, kann es zu Überdosierungen kommen.

Das Prinzip »Viel hilft viel« ist bei der Medikamentenbehandlung schädlich. Es gibt für jedes Medikament eine optimale Dosierung, die gerade bei länger dauernder Medikation im Zusammenwirken mit den Kranken ermittelt werden muss. Jenseits dieser optimalen Dosierung nehmen nur noch die unerwünschten Wirkungen zu. Die Dosierungs-Wirkungskurve von Neuroleptika illustriert das eindrucksvoll.

ABBILDUNG 2 Dosierungs-Wirkungskurven von Tranquilizern, Antidepressiva, Neuroleptika und Hypnotika (M. Lader)

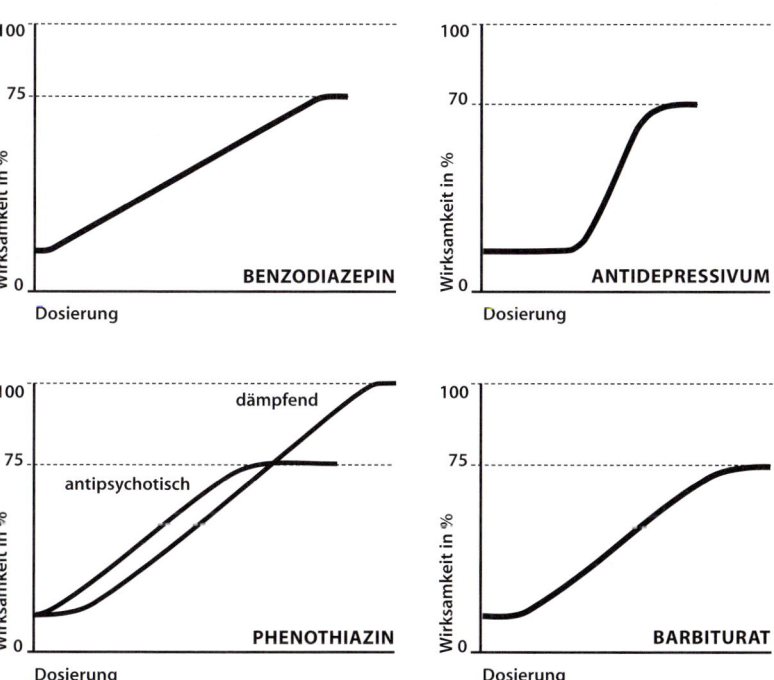

Es ist heutzutage eher selten, dass Kranke nur ein einziges Medikament erhalten. Das ist problematisch, weil unterschiedliche Substanzen miteinander interagieren. Nur im Ausnahmefall verbessert das die Wirksamkeit. Früher sprach man dann von Addition oder von Potenzierung. Häufiger ist allerdings eine Vermehrung und Verstärkung der unerwünschten Wirkungen. Die Kombination bestimmter Substanzen miteinander ist gefährlich. Entsprechende Hinweise sind in den Produktinformationen der Hersteller nachzulesen und zu beachten.

← **Wechselwirkungen**

Die therapeutische Breite zeigt den Sicherheitsabstand zwischen therapeutischer und tödlicher Dosis eines Medikaments. Es gibt Substanzen, bei denen die drei- bis fünffache Dosis zum Tode führen kann. Das gilt zum Beispiel für Barbiturate. Allgemein lasst sich sagen, dass die therapeutische Breite bei klassischen Schlafmitteln verhältnismäßig gering ist, dass sie bei Tranquilizern, Antidepressiva und Antipsychotika der zweiten Generation merklich größer ist. Am größten ist sie bei hochpotenten Neuroleptika.

MERKE → **Je geringer die therapeutische Breite eines Medikaments, desto größer ist das Vergiftungsrisiko.**

Medikamentenauswahl

Eine solide Psychopharmakotherapie ist nur möglich, wenn man sich auf die praktische Anwendung von wenigen, ausgewählten Standardpräparaten beschränkt. Das ist möglich, weil die Psychopharmaka innerhalb der jeweiligen Gruppen kaum spezifische Wirkungen haben. Nur wenn man sich auf wenige Präparate beschränkt, kann man Wirkungen und Nebenwirkungen sowie Zeichen von Über- und Unterdosierungen der eingesetzten Medikamente erkennen. Außerdem ist nur so ein Optimum an therapeutischen Effekten bei einem Minimum an Nebenwirkungen zu erreichen.

Selbstverständlich ist die Kenntnis weiterer Medikamente der jeweiligen Gruppen notwendig. Man darf nicht alle Kranken, die einem zugewiesen werden, auf jene Medikamente umsetzen, die man selbst bevorzugt. Außerdem gibt es individuelle Unverträglichkeiten und individuelle Wirkungsunterschiede. Allerdings ist die Pflege eines möglichst einheitlichen psychopharmakotherapeutischen Stils in den Kliniken und Praxen einer Region für alle Beteiligten von Vorteil.

Gesundheitsvorsorge und Medizin verschlingen einen wachsenden Anteil unseres Volkseinkommens. Arzt und Patient können durch sparsame Verordnungen und vernünftigen Gebrauch zur Begrenzung der Kosten beitragen. Medikamente sollen nur verordnet werden, wenn sie auch mit Wahrscheinlichkeit genommen werden. Packungsgrößen sollten dem wahrscheinlichen Mengenbedarf angepasst sein. Viele Kranke müssen immer wieder daran erinnert werden, dass es keinen Grund gibt, Medikamente zu Hause in größeren Mengen zu horten.

Unabhängig davon ist festzustellen, dass Medikamente mit gleicher oder ähnlicher Wirksamkeit erhebliche Preisunterschiede aufweisen. Bei Neuroleptika sind Preisdifferenzen um das Zehnfache keine Ausnahme – gelegentlich um das Hundertfache. Solche Unterschiede sind zum Teil nur schwer nachzuvollziehen. Für den Arzt sind sie kaum durchschaubar; für die Kranken schon gar nicht. Vor allem im ambulanten Bereich geben die verschiedenen Transparenzlisten dem verordnenden Arzt eine wichtige Hilfestellung.

Es stimmt, dass nicht jedes Präparat der gleichen Substanzgruppe durch ein anderes derselben Gruppe ersetzbar ist. Ebenso ist es richtig, dass nicht alle Medikamente, die nach Ablauf des Verfahrensschutzes für ein Markenpräparat als Generika auf den Markt kommen, die gleiche Qualität haben. Aber auch das Umgekehrte ist falsch: Die Kosten für die Medizin sind zu hoch und die Preisunterschiede zu groß, als dass sie unbeachtet bleiben könnten. Eine Abwägung im Einzelfall ist unabdingbar.

Arzt-Patient-Kooperation

Auch bei der Verordnung von Medikamenten ist eine vertrauensvolle Zusammenarbeit von Kranken und Behandelnden unerlässlich, zumal die Zeiten vorbei sind, in denen Patienten fast alles einnahmen, was ihnen Ärzte verschrieben. Da viele Substanzen aber überhaupt nur wirken, wenn sie regelmäßig eingenommen werden, ist ein Vertrauensvorschuss bei den Patienten durch eine transparente und subjektorientierte Kooperation zu sichern.

Die regelmäßige Medikamenteneinnahme sicherzustellen ist eine der wichtigsten Voraussetzungen zur Behandlung von chronisch-rezidivierenden Erkrankungen in der psychiatrischen Versorgung. Das gilt für die Rückfallprophylaxe bei der manisch-depressiven Erkrankung ebenso wie für die Dauermedikation bei Psychosen aus dem schizophrenen Formenkreis. Es ist jedoch bekannt, dass die unregelmäßige Einnahme von Medikamenten eher den Normalfall darstellt. Darüber liegen inzwischen zahlreiche solide Untersuchungen vor. Wenn eine regelmäßige Medikamenteneinnahme notwendig ist, muss man versuchen, möglichst günstige Voraussetzungen dafür zu schaffen.

An erster Stelle steht die Auseinandersetzung und die Einigung mit dem Patienten darüber, warum er Medikamente braucht und warum er gegebenenfalls auch unerwünschte Wirkungen in Kauf nehmen muss (»Verhandeln statt behandeln«). An zweiter Stelle steht die Notwendigkeit, einen möglichst einfachen Weg der Einnahme zu finden: Das übliche dreimal tägliche Einnehmen von Medikamenten ist ein unzweckmäßiges Ritual. Fast niemand nimmt während des Tages, etwa am Arbeitsplatz, Medikamente ein. Deswegen ist die ein- oder zweimal tägliche Medikamenteneinnahme anzustreben. Zahlreiche Medikamente können in einer Tagesdosis verabreicht werden.

Die Angehörigen der Patientinnen und Patienten können bei der Gewährleistung der Dauereinnahme eine große Hilfe sein. Sie können dem Patienten allerdings auch zur Last werden, wenn sie ihm dauernd damit »in den Ohren liegen«. Die Verabfolgung von Depot-Medikamenten ist ein weiterer Weg zur Sicherstellung der Dauermedikation. Sie sollte aber eine Hilfe sein und kein Zwang.

Zur Gewährleistung der regelmäßigen Medikamenteneinnahme gehört es auch, dafür zu sorgen, dass möglichst wenig verschiedene Medikamente eingenommen werden müssen. In Kliniken ist es nicht ganz selten, dass Kranke während eines Tages mehr als 20 Tabletten einnehmen müssen. Das ist im psychiatrischen Bereich – auch in der Klinik – gar nicht nötig. Im ambulanten Bereich ist es oft das Ende einer sinnvollen

Behandlung. Die Patientencompliance ist am besten, wenn nur einmal am Tag ein einzelnes Medikament eingenommen werden muss. Schon bei zwei Medikamenten und zwei Tagesdosen nimmt die Bereitschaft zur Einnahme drastisch ab.

Unerwünschte Wirkungen

Trotz der nachgewiesenen Nebenwirkungen selbst bei Placebogabe ist es unbedingt erforderlich, unerwünschte Wirkungen, über die die Kranken klagen, ernst zu nehmen. Das bedeutet nicht, dass man um jeden Preis versuchen muss, sie durch die Verabfolgung von neuen Medikamenten mit neuen Nebenwirkungen aufzuheben. Vielmehr muss man die Wirkungen und Nebenwirkungen dem Patienten erläutern.

Man erspart ihm unnötige Sorgen, wenn man ihm vorher etwa erklärt, dass manche Psychopharmaka die Pupillenreaktion verlangsamen und dass dadurch eine vorübergehende medikamentös ausgelöste Kurzsichtigkeit auftritt, die sich auf jeden Fall wieder zurückbildet. Man gibt ihm Gelegenheit, sich auf die Müdigkeit einzustellen, die in den ersten Tagen nach der Verabfolgung von Antidepressiva oder Neuroleptika auftritt. Man nimmt ihm viele von seinen Sorgen, wenn man ihn auf die kreislaufstabilisierende Wirkung, die mögliche Beeinträchtigung von Libido und Potenz, auf eine möglicherweise auftretende Bewegungsunruhe in den Beinen hinweist und ihm deutlich macht, dass man diese Nebenwirkungen kennt und behandeln kann, falls sie zu einer unzumutbaren Belastung werden. Man muss ihn zugleich darauf hinweisen, dass wirksame Medikamente ohne Nebenwirkungen nicht denkbar sind.

Dass eine Aufklärung über Risiken und mögliche Dauerschäden selbstverständlich ist, sei nur der Vollständigkeit halber erwähnt.

Gefährliche oder bislang unbekannte unerwünschte Begleitwirkungen müssen und sollten im Interesse der Arzneimittelsicherheit gemeldet werden.

MERKE → Welche Reaktionen im Körper oder im Verhalten eines Patienten auf Nebenwirkungen schließen lassen, ist nicht immer sofort festzustellen und bedarf oft einer genaueren Beobachtung. Psychiatrisch Tätige aller Berufsgruppen sollten bei der Beobachtung von Veränderungen, die nicht gewünscht sind, mit dem Arzt in Kontakt treten und ihm Rückmeldung geben. Es sind häufig gerade die nichtärztlichen Berufsgruppen, die den Patienten am häufigsten und längsten sehen.

Abhängigkeit, Absetzen, Umsetzen

Schlafmittel und Tranquilizer können wie Schmerzmittel abhängig machen. Deshalb sollte ihre Verordnungsdauer begrenzt sein. Bei Neuroleptika und Antidepressiva ist eine Abhängigkeitsbildung entgegen dem öffentlichen Vorurteil bislang nicht bekannt geworden. Gleichwohl gibt es unangenehme Absetzeffekte, die mit der Irritation der bis dahin besetzten Rezeptoren zu tun haben. → Tranquilizer, Seiten 34, 42

Beim Absetzen und Umsetzen von Psychopharmaka ist Vorsicht geboten, und zwar je länger sie eingenommen worden sind, desto mehr. Beides sollte nicht abrupt erfolgen, sondern über einen Zeitraum von Wochen, gegebenenfalls Monaten, schrittweise, unter sorgfältiger ärztlicher Beobachtung. Die bis dahin blockierten Rezeptoren passen sich nur allmählich an den niedrigeren Arzneimittelspiegel an. Abruptes Absetzen kann einen Rückfall bewirken (»Hypersensitivitätspsychose«), der bei langsamer Dosisreduktion nicht – oder erst später – auftreten würde.

Beim Umsetzen verhält es sich ähnlich. Das neue Medikament hat ein anderes Rezeptorbindungsprofil als das alte. Deshalb gerät die Transmitterbalance beim raschen Umsetzen leicht aus dem Gleichgewicht. Das ist ein Hauptgrund, weshalb Umsetzversuche so oft scheitern. Bei erfolgreicher Behandlung bedarf es guter Gründe für einen Medikamentenwechsel. → Neuroleptika, Seite 118

MERKE → In Arztpraxen – aber auch sonst bei Therapeutenwechseln – werden immer wieder Medikamente umgesetzt, sei es, weil der nachbehandelnde Psychiater andere persönliche Präferenzen hat, sei es, weil andere Medikamente kostengünstiger sind. Die zuweilen daraus folgende psychische Instabilität des Patienten kann dazu führen, dass er nach ein paar Wochen erneut in die Klinik muss. Beim Wechsel auf Generika ist eine gründliche Aufklärung unabdingbar.

Tranquilizer: Medikamente bei Schlafstörungen, Unruhe und Angst

Benzodiazepine

Tranquilizer lösen auf pharmakologischem Wege Ängste und Spannungen. Sie wirken emotional ausgleichend und beruhigend. Und sie verfügen über eine ähnliche Wirkung wie Schlafmittel (und werden auch als solche verwandt), die in niedrigen Dosen ebenfalls beruhigend, spannungs- und angstlösend wirken können. Tranquilizer sind die bekanntesten und verbreitetsten Psychopharmaka. Neben einzelnen spezifischen Schlafmitteln sind sie die einzigen, die freiwillig und gern eingenommen werden. Es ist bezeichnend, dass Tranquilizer in vielen Kliniken für Chirurgie oder Innere Medizin die am häufigsten verordneten Medikamente sind. Nur etwa 6 Prozent werden von Psychiatern verordnet.

Die Breite des Wirkungsspektrums der Tranquilizer ist eine Versuchung für Verordner und Verbraucher: beruhigend, schlafanstoßend, angstlösend, spannungslösend, antiaggressiv, muskelentspannend und krampfanfallvermindernd – wenn auch gewöhnungsbildend. Sie bieten dem von Zeitnot geplagten Arzt und den auf kurzfristige Erleichterung ihrer Beschwerden ausgerichteten Patienten einen – oft kurzschlüssigen – Ausweg.

Wenn wir heute von Tranquilizern reden, meinen wir die Gruppe der Benzodiazepine. Wichtigster Vertreter dieser Gruppe ist immer noch das Diazepam (Valium), das aber im Organismus zu Oxazepam und anderen aktiven und nichtaktiven Metaboliten verstoffwechselt wird und auf diese Weise extrem lange Halbwertszeiten von 100 Stunden und mehr erreicht. Wenn man eine Kontrolle über die Wirkungsdauer der verabreichten Tranquilizer haben will – und das sollte man –, bieten sich Oxazepam (Adumbran) und Lorazepam (Tavor) als Substanzen mit mittellangen Halbwertzeiten an, die nicht weiter verstoffwechselt werden.

Strukturchemisch sind die Benzodiazepin-Derivate eng miteinander verwandt. Das wird durch die gemeinsame Verstoffwechslung zahlreicher Substanzen dieser Gruppe bestätigt. Deshalb sei hier nur die Strukturformel des Diazepam wiedergegeben.

Hauptangriffspunkt der Benzodiazepine sind die Benzodiazepin-Rezeptoren an »gabaergen« Synapsen. Etwa 30 Prozent aller Synapsen im Gehirn sind gabaerg. GABA (Gamma-Amino-Buttersäure) ist einer der wichtigsten Neurotransmitter im Zentralnervensystem. Vorrangiger Angriffspunkt der Benzodiazepine ist die Formatio reticularis und das Limbische System.

Es wird angenommen, dass die psychische Befindlichkeit des Menschen im Wesentlichen von dort gesteuert wird. Durch den Einfluss der Tranquilizer werden die Auswirkungen innerer und äußerer Irritationen auf Bewusstsein und Befindlichkeit gefiltert und die enge Verbindung zwischen psychischem Erleben und vegetativem Nervensystem zumindest teilweise entkoppelt.

Unerwünschte Wirkungen

Die Benzodiazepine gelten als Medikament mit verhältnismäßig großer therapeutischer Breite. Dennoch sind sie keineswegs harmlos. Zudem bestehen erhebliche interindividuelle Unterschiede in der Reaktion auf Tranquilizer. Zu beobachten sind Müdigkeit und Probleme bei der Körperkoordination (in Kombination mit Alkohol oder anderen Schlafmitteln), Appetitsteigerung mit starker Gewichtszunahme, Verstopfung, Schwindel, Libidoverlust, Menstruationsstörungen u. a. In seltenen Einzelfällen sind Agranulozytose (Abnahme weißer Blutkörper) und Gelbsucht berichtet worden.

Die »Lösung« von Angst kann im Übrigen als Konsequenz »Wurstigkeit«, Gleichgültigkeit und Einschränkung der Kritikfähigkeit zur Folge haben. Angesichts der langen Halbwertzeit einiger Benzodiazepine können sie im Körper kumulieren und zu »Dösigkeit« und Apathie führen.

Ältere Menschen reagieren besonders empfindlich auf Tranquilizer: Länger anhaltende Benommenheit, Sedierung, verschwommenes Sehen, Gangunsicherheit und ataktische Störungen mit Stürzen und Knochenbrüchen sind die Folge. Demenzsymptome werden verstärkt.

Bei längerer Behandlung, aber auch unmittelbar nach Behandlungsbeginn kann es zu sogenannten paradoxen Reaktionen mit Erregungszuständen, Wut, Schlaflosigkeit und Agitiertheit kommen, ebenso in Form von deliranten Syndromen.

Vor allem bei Tranquilizern mit ultrakurzer Halbwertzeit – aber nicht nur bei diesen – werden immer wieder anterograde Amnesien berichtet. Die Betroffenen berichten nach der Medikamenteneinnahme von komplexen Handlungsabläufen, an die sie sich nicht erinnern können: Sie haben einen Kuchen gebacken oder sich auf der Autobahn bzw. weit entfernt von ihrer Wohnung wiedergefunden.

Abhängigkeit und Suchtgefahr

Das Ausmaß der Suchtgefährdung durch Tranquilizer ist umstritten. Häufig findet sich aber der Missbrauch von Tranquilizern in überhöhten Dosen. Sehr oft findet sich eine psychische Abhängigkeit von Patientinnen und Patienten, die längere Zeit Tranquilizer eingenommen haben. In Deutschland wird dabei von einer Zahl um die zwei Millionen Abhängigen ausgegangen.

Es spricht einiges dafür, dass die Suchtgefährdung bei Tranquilizern, die rasch resorbiert werden und eine kurze Halbwertzeit haben, erhöht ist. Die Meldungen von der Kombination von Benzodiazepin- und Alkoholabhängigkeit häufen sich – insbesondere bei Frauen.

Kontraindiziert ist die Gabe von Tranquilizern bei ⟵ **Kontraindikation** der Myasthenia gravis. Bei Leber- und Nierenerkrankungen dürfen die

Mittel nur mit großer Vorsicht in niedriger Dosis gegeben werden. Die Kombination mit Alkohol kann gefährlich sein. Eine Häufung von Missbildungen während der ersten sechs Wochen der Schwangerschaft wurde beobachtet. In den letzten Schwangerschaftswochen sind Benzodiazepine kontraindiziert, weil sie auf das Kind übergehen, das sie nur sehr verzögert und vermindert ausscheiden kann.

Die stattliche Liste von Komplikationsmöglichkeiten und unerwünschten Wirkungen zeigt, dass wir es bei den Benzodiazepinen keineswegs mit harmlosen Medikamenten zu tun haben. Wenn auch die Gefahr von Vergiftungen bei Suizidversuchen oder bei Unfällen wegen der großen therapeutischen Breite geringer als bei Einnahme von konventionellen Schlafmitteln oder Antidepressiva ist, so sind dennoch tödliche Folgen der Kombination mit Alkohol oder bei Kälte nicht auszuschließen.

Bei der Therapie von Vergiftungen hat sich der Benzodiazepin-Antagonist Flumazenil (Anexate) als hilfreich erwiesen. Flumazenil blockiert die zentralen Effekte von Benzodiazepinen durch ergänzende Hemmung am Rezeptor. Es liefert differenzialdiagnostische Hinweise, ob eine Vergiftung mit Benzodiazepinen vorliegt oder nicht. Selbst bei schwerer Überdosierung stellt es Spontanatmung und Bewusstsein in kurzer Zeit wieder her. Wegen der kurzen Halbwertzeit von weniger als einer Stunde lässt die Wirkung rasch nach. Die Injektion von Flumazenil kann dann wiederholt werden. Eine sorgfältige Überwachung ist unabdingbar.

⟵ **Vergiftungen**

Wenn die Medikamente bei hoher Dosierung oder bei Überdosierung entzogen werden, kann es wie bei Barbituratentzug oder beim Entzug nach chronischem Alkoholgebrauch zu Krampfanfällen kommen. Auch bei normaler Dosierung nach kurzfristiger Anwendung kommt es zu Entzugserscheinungen. Innere Unruhe, Schlafstörungen und vegetative Symptome dauern nicht selten über Wochen an.

Absetzen

Die Low-dose-Dependency ist ein Problem, dem bei der Verordnung von Benzodiazepinen Rechnung zu tragen ist. Dem steht auch nicht entgegen, dass bei einzelnen Patienten nach dem Absetzen von Tranquilizern die ursprüngliche Symptomatik zurückkehren mag. Sicher ist, dass es die Abhängigkeit bei niedriger Dosis gibt und dass sie für die Betroffenen erhebliche Probleme aufwerfen kann.

Bei plötzlichem Absetzen nach länger andauernder Behandlung muss ein Fünftel der Patienten mit schweren Entzugssymptomen rechnen, die bis zu Krampfanfällen, Verwirrtheitszuständen, Wahrnehmungsverzerrungen, Missempfindungen, verstärkten Geruchs- und akustischen Wahrnehmungen sowie Lichtscheu reichen. Hinzu können psychoseartige (delirante) Zustände und Depersonalisationserscheinungen kommen.

Etwa die Hälfte der Patienten verspüren leichtere Symptome wie Schlaflosigkeit, erhöhte Irritabilität, Kopfschmerzen und Muskelverspannungen, Herzjagen, Schwitzen und Zittern sowie vermehrte Angst und innere Unruhe. Störungen der Raum- und Bewegungswahrnehmung werden berichtet. Entzugssymptome treten je nach Halbwertzeit der eingenommenen Medikamente zwischen zwei und zehn Tagen nach dem Absetzen auf und können über zehn Tage in voller Stärke anhalten. Aber auch nach mehr als zwei Wochen nach Absetzen von Benzodiazepinen sind Krampfanfälle beobachtet worden.

MERKE → **Das plötzliche Absetzen von Tranquilizern vom Benzodiazepin-Typ nach längerer Einnahme ist als Kunstfehler zu betrachten. Die Dosis ist über einen Zeitraum von Wochen und Monaten langsam zu reduzieren.**

Die Abbildung vermittelt einen Überblick über die Präparate. Zahlreiche der genannten Substanzen sind als Generika auch unter anderen Spezialitätennamen verfügbar. Dormicum und Rohypnol sind nicht genannt, weil sie meines Erachtens in der Routineverordnung nichts zu suchen haben. Bei vielen Patienten sind auch niedrigere als die angegebenen Dosen wirksam.

ABBILDUNG 3 Tranquilizer

Handelsname	Freiname	Tagesdosis in mg	Abendliche Einzeldosis in mg
BENZODIAZEPINE			
Adumbran, Seresta	Oxazepam	10 – 40	10
Dalmadorm	Flurazepam		15 – 30
Frisium	Clobazam	20 – 40	
Lexotanil	Bromazepam	3 – 6	3 – 6
Librium	Chlordiazepoxid	5 – 50	5 – 25
Loretam	Lormetazepam		0,5 – 1,0
Mogadan	Nitrazepam		5
Neodorm	Temazepam		10 – 20
Noctamid*	Lormetazepam		0,5 – 1,0
Planum	Temazepam		20
Praxiten	Oxazepam	10 – 40	
Remestan	Temazepam		10 – 20
Tafil, Xanax	Alprazolam	0,75 – 1,5	
Talis	Metaclazepam	5 – 10	
Tavor, Temesta*	Lorazepam	2 – 5	1 – 2
Tranxilium*	Clorazepat	10 – 20	5 – 10
Tranxilium N	Nordazepam		12 – 48
Trecalmo	Clotiazepam	5 – 15	
Valium*	Diazepam	2,5 – 15	2,5 – 7,5
Valiquid 0,3	Diazepam	2,5 – 15	2,5 – 7,5
ANDERE TRANQUILIZER			
Atarax	Hydroxyzin	30 – 75	
Bespar	Buspiron	15 – 30	
Insidon	Opipramol	75 – 150	
Stilnox	Zolpidem		5 – 15
Ximovan	Zopiclon		3,75 – 7,5

* auch zur Injektion

Die Frage, die sich angesichts dieser Vielfalt stellt, lautet: Gibt es wirklich Unterschiede zwischen den Präparaten? Die Antwort: Qualitative Unterschiede in der Wirkung der einzelnen Benzodiazepine bestehen nicht. Unterschiede sind vor allem in der Wirkungsdauer (Halbwertzeit, Verstoffwechslung, Inaktivierung), in der Wirkungsintensität und in der Geschwindigkeit des Wirkungsbeginns zu finden.

Alle diese Präparate haben sowohl beruhigende, angstlösende als auch muskelrelaxierende Wirkungen. Je nach Marktstrategie werden sie von den Firmen nur mit unterschiedlichen Einsatzfeldern angeboten. Ob ein Tranquilizer müde macht oder nur beruhigt, ist wesentlich eine Frage der Dosis. Zu den unterschiedlichen Einsatzfeldern kommt es jedoch wegen der verschiedenen Ausscheidungs- und Inaktivierungsgeschwindigkeit (Kumulation!).

Die sedierende und die schlaffördernde Wirkung der Benzodiazepine lassen bei regelmäßiger Einnahme bereits nach wenigen Tagen nach. Selbst die Wirkung gegen die Angst ist über einen Zeitraum von vier Monaten hinaus umstritten.

Die Behandlung von Schlafstörungen

Schlafmittel sind keine einheitliche Arzneimittelgruppe. Unter diesen Medikamenten werden sowohl schlafanstoßende als auch »schlaferzwingende« Stoffe zusammengefasst, die biochemisch sehr verschiedener Herkunft sein können: Pflanzliche Präparate, wie Baldrian, stehen neben Alkoholen, Harnstoffderivaten, Benzodiazepinen, Barbituraten und vielen anderen.

Barbiturate sollen wegen ihrer Nebenwirkungen und ihrer Gefährlichkeit nicht mehr eingesetzt werden. Distraneurin darf wegen seines hohen Abhängigkeitspotenzials nicht ambulant gegeben werden. Die gebräuchlichsten Schlafmittel sind heute Tranquilizer vom Benzodiazepintyp. Aber bevor sie eingesetzt werden, muss abgeklärt werden, ob überhaupt eine krankhafte Schlafstörung vorliegt und worin sie besteht. ➞ Distraneurin, Seite 131

Schlafgewohnheiten und Schlafbedürfnisse der Menschen sind außerordentlich unterschiedlich. Es ist allgemein bekannt, dass es Früh- und Spätaufsteher, Kurz- und Langschläfer gibt. Während die einen nach fünf bis sechs Stunden Schlaf munter und ausgeruht sind, fühlen sich andere nach neun bis zehn Stunden noch müde und abgeschlagen und haben Mühe, morgens in Gang zu kommen. Neuere Untersuchungen haben gezeigt, dass beide Gruppen etwa gleich viel Tiefschlaf haben. Die Langschläfer füllen die Zwischenzeit mit oberflächlichem Schlaf, in dem sie besonders viel träumen. Sie sind für Schlafstörungen besonders anfällig.

Alkoholmissbrauch ist eine häufige, viel zu wenig beachtete Ursache von akuten und chronischen Schlafstörungen. Der Genuss von Alkohol in den Abendstunden führt schon bei mittleren Mengen zu einer Unterdrückung der REM-Phasen und damit zu einer Beeinträchtigung des natürlichen Schlafs. Der regelmäßige Alkoholmissbrauch führt zu einer dauernden Beeinträchtigung der Schlafqualität.

Zudem beeinflussen die jeweiligen Lebensumstände das Schlafbedürfnis. Unter Belastungen nimmt es zu, mit steigendem Lebensalter vermindert es sich. Gleichzeitig ändert sich das Schlafmuster. Perioden oberflächlichen Schlafes nehmen zu und werden häufig als Schlafstörungen erlebt.

Schlafstörungen beeinträchtigen den Betroffenen in seinem Lebensgefühl und in seiner Leistungsfähigkeit. Sie können durch körperliche und seelische Krankheiten wie durch Umwelt- und situative Einflüsse bedingt sein.

Die häufigsten und absurdesten Beispiele für erlebten, aber nicht vorhandenen Schlafmangel tauchen in psychiatrischen Krankenhäusern und in Heimen auf, wo Patienten um 20 Uhr ins Bett gehen und darüber klagen, dass sie um 4 Uhr morgens nicht mehr schlafen können. Ähnliche Beobachtungen sind bei älteren Menschen zu machen, die abends früh schlafen gehen und morgens entsprechend früh aufwachen.

Auch zahlreiche »natürliche Langschläfer« klagen über nächtliche Schlaflosigkeit, ohne dass es zu wirklichem Schlafmangel kommt. Sie haben häufig das Empfinden, »die ganze Nacht nicht geschlafen zu haben«. Richtig ist, dass diese Menschen vor dem Einschlafen vermehrt wach liegen, dass sie nachts häufiger aufwachen, dass sie über längere Perioden oberflächlich schlafen und dass ihr Schlaf subjektiv insgesamt nicht so erholsam ist wie der der natürlichen Kurzschläfer. Falsch ist fast immer die Angabe, sie hätten die ganze Nacht überhaupt nicht geschlafen.

Die intensive und besorgte Beschäftigung mit der erlebten Schlafstörung kann sich aber zu einer tatsächlichen Schlafstörung aufschaukeln, wenn man ängstlich auf das Einschlafen und das Wiedereinschlafen wartet und sich mit der erwarteten Leistungsunfähigkeit am nächsten Morgen beschäftigt.

Schlafstörungen bei Psychosen aus dem schizophrenen ←┤ **Neuroleptika** Formenkreis werden durch Ausnützung der schlafanstoßenden Wirkung vieler Neuroleptika bekämpft. Das kann auch dadurch geschehen, dass man die während eines Tages verabfolgten Neuroleptika so aufteilt, dass am Abend eine größere Dosis gegeben wird als morgens. Bei Depressionen kann in ähnlicher Weise die sedierende (Neben-)Wirkung zahlreicher Antidepressiva ausgenützt werden. ==Überall, wo man es mit Stressfolgen, mit reaktiven Verstimmungszuständen, Erschöpfungen und psychogener Angst zu tun hat, ist, wenn überhaupt, noch am ehesten ein Tranquilizer angezeigt.== Bei Schlafstörungen von Anfallskranken gelten ähnliche Überlegungen wie bei jenen von depressiven und schizophrenen Kranken. Hier gilt es sogar in besonderem Maße, weil Antiepileptika meist gleichzeitig auch Schlafmittel sind.

Wenn man sich zur medikamentösen Herbeiführung von Schlaf entschließt, sind heute trotz mannigfacher Bedenken Tranquilizer vom Benzodiazepintyp mit ==mittellanger Halbwertzeit== ohne aktive Metaboliten die Mittel der Wahl. Das Medikament sollte rechtzeitig vor dem Schlafengehen eingenommen werden (etwa eine Stunde vorher). Bei Medikamenten mit extrem kurzer Halbwertzeit, die heute von vielen favorisiert werden, werden gelegentlich Anfälle von morgendlicher Angst und nächtlichen Alpträumen berichtet, die als Rückwirkungen (»Rebound-Phänomene«) bei rasch abfallendem Medikamentenspiegel zu verstehen sind.

Benzodiazepine mit ultrakurzer Halbwertzeit (etwa Dormicum, Halcion) sollten wegen der Gefahr der anterograden Amnesie nicht mehr als Schlafmittel verwendet werden.

In jüngerer Zeit werden das Zyklopyrrolon Zopiclon (Ximovan) und das Imidazopyridin Zolpidem (Stilnox) vermehrt als Schlafmittel eingesetzt. Beide Substanzen gehören strukturchemisch nicht zur Stoffklasse der Benzodiazepine. Sie wirken jedoch ähnlich wie diese und greifen biochemisch an der Benzodiazepin-Bindungsstelle der GABA-Rezeptoren an. Sie können Benzodiazepine aus der entsprechenden Bindung verdrängen und werden ihrerseits durch den Benzodiazepin-Antagonisten Flumazenil (Anexate) verdrängt. Sie sollen keine Verminderung des REM- und des Tiefschlafs bewirken. Insgesamt sind sie den Benzodiazepinen sehr ähnlich. Das gilt auch für die unerwünschten Wirkungen einschließlich der Abhängigkeitsentwicklung. Bei der Gefahr der Abhängigkeit kommen Antihistamine (Atosil etc.), Antidepressiva (Remergil) oder Neuroleptika (Dipiperon) mit sedierender Komponente als Alternativen in Betracht.

MERKE → **Schlafmittel dürfen nur verordnet werden, wenn die Ursache der Schlafstörung nicht anders beseitigt werden kann. Wenn sie gegeben werden, soll die Dauer ihrer Verabreichung von vornherein fest begrenzt sein, etwa auf drei Tage oder zwei Wochen.**

Missbrauch und Abhängigkeit

Der Missbrauch und die Abhängigkeit von Schlafmitteln gehört zu den häufigsten Suchtstoffabhängigkeiten unserer Zeit. Dabei müssen wir unterscheiden zwischen dem Missbrauch im Sinne einer Gewohnheitsbildung: Der Patient braucht jede Nacht Schlafmittel in normaler oder erhöhter Dosis, um schlafen zu können. Die andere Form besteht in einer regelrechten Sucht, wenn Schlafmittel paradox wirken, indem sie munter und euphorisch machen. Die klassische Schlafmittelsucht ist die Barbituratabhängigkeit. Sie ist seltener geworden, nachdem sich die Überzeugung durchsetzte, dass Barbiturate nicht mehr als Schlafmittel eingesetzt werden dürfen. Aber auch alle anderen spezifischen Schlafmittel machen abhängig.

Bei hartnäckigen, therapieresistenten Schlafstörungen ist eine fachärztliche Abklärung, gegebenenfalls in einem Schlaflabor, indiziert.

Alle Schlafmittel – auch solche mit kurzer Halbwertzeit – wirken in den nächsten Tag hinein. Ihre Anwendung kann auf diese Weise zu einem Gefährdungsfaktor im Straßenverkehr werden. Das gilt insbesondere bei regelmäßiger Schlafmitteleinnahme sowie in Verbindung mit Alkohol.

Schon nach kurzfristiger Anwendung kommt es zu Entzugserscheinungen. Oft dauert es Wochen voller Unruhe, Angst und Alpträumen, bis nach dem Absetzen der Mittel der natürliche Schlaf wiederhergestellt ist. Es gibt keine harmlosen Schlafmittel.

MERKE → Hat sich eine längerfristige Verordnung von Schlafmitteln eingeschlichen, muss der Versuch unternommen werden, sie abzusetzen.

Medikamente als Ursache von Schlafstörungen

Medikamente dienen nicht nur der Behandlung von Schlafstörungen, sie stellen zunehmend häufig auch ihre Ursache dar. Das gilt für allgemeinmedizinische Medikamente, wie Cortison-Präparate und Schilddrüsenhormone, aber auch zahlreiche andere Medikamente (einschließlich Kontrazeptiva). Immer häufiger werden Schlafstörungen beim Einsatz von Betarezeptorenblockern beobachtet.

Auch Medikamente, die zum Herbeiführen von Schlaf eingesetzt werden, können bei länger dauernder Anwendung zu Schlafstörungen führen, indem sie den Tag-Nacht-Rhythmus durcheinanderbringen; gelegentlich auch, indem sie paradoxe Reaktionen hervorrufen.

Nach dem Absetzen von Schlafmitteln dauert es oft Wochen, bis sich der natürliche Schlafrhythmus wiederhergestellt hat. Selbst bei niedrig dosierter Gabe von Schlafmitteln und Tranquilizern kommt es zu deutlichen, subjektiv außerordentlich unangenehm erlebten Entzugserscheinungen. Diese äußern sich in Unruhe, Angst, Alpträumen und Schlafstörungen erheblichen Ausmaßes. Bei längerer Schlafmittelgabe empfiehlt sich deshalb ein Ausschleichen. Die Symptome müssen jedoch durchgestanden werden. Der Patient muss darüber sorgfältig aufgeklärt werden, sonst ist der Weg zum nächsten Arzt und damit zum chronischen Schlafmittelmissbrauch vorgezeichnet.

Medikamente bei Unruhe und Angst

Die Indikation zum Einsatz von Tranquilizern ist alles andere als klar und eindeutig definiert. Es scheint eher so zu sein, dass sie vorrangig dort eingesetzt werden, wo eigentlich Psychohygiene, Veränderung der Lebensführung oder Psychotherapie die Methoden der Wahl sein müssten. Das gilt insbesondere für Schlafstörungen, für psychoreaktive Störungen, für krisenhafte Zuspitzungen von Lebensproblemen, für – sogenannte – Anpassungsstörungen. Konfliktreaktionen und Lebenskrisen sollten mit psychotherapeutischer Hilfe bearbeitet werden. Das ist die unbestrittene Lehrmeinung. Die Praxis allerdings sieht anders aus. Gerade auf dem Gebiet der Konfliktreaktionen und der – nach alter Nomenklatur sogenannten – neurotischen Entwicklungen werden Psychopharmaka am undifferenziertesten und am häufigsten eingesetzt.

Es bei der allgemeinen Missbilligung des Psychopharmakagebrauchs in solchen Stiuationen zu belassen, hieße, an der Wirklichkeit vorbeizugehen. Denn es gibt kaum einen Arzt in Klinik und niedergelassener Praxis, der in solchen Fällen nicht Medikamente verordnet. Der psychoanalytische Psychotherapeut mit einer hochselektierten Patientenauswahl mag da eine Ausnahme bilden.

So stehen wir vor der paradoxen Situation, dass das Hauptanwendungsgebiet der Tranquilizer genau dort liegt, wo psychotherapeutische Arbeit angezeigt wäre. Das Lippenbekenntnis hilft wenig, dass *eigentlich* eine Psychotherapie sinnvoll wäre, aber mangels Psychotherapeuten oder mangels Geduld vonseiten des Patienten – oder des Therapeuten – nicht durchführbar ist. Tatsächlich ist das letzte Wort über die Abgrenzung von Psychotherapie und Psychopharmakotherapie noch nicht gesprochen. Das gilt auch für den gleichzeitigen Einsatz von Medikamenten und Psychotherapie. Festzuhalten ist jedoch: Es gibt keine medikamentöse Psychotherapie.

Am problemlosesten lässt sich der Einsatz von Tranquilizern als »Krücke« rechtfertigen, und zwar zur Überwindung von psychosozialen Krisen, erhöhter Irritierbarkeit und Reizbarkeit nach körperlichen Erkrankungen, bei vorübergehenden Angst- und Spannungszuständen, die sich anders nicht kontrollieren lassen, sowie bei vorübergehenden psychosomatischen Beschwerden.

Bei wohlwollender Betrachtung kann man den Einsatz von Tranquilizern als Regulativ betrachten, das Körper und Psyche für eine Überbrückungsphase Schonung verschafft, bis der Betroffene aus eigener Kraft oder mit psychotherapeutischer Unterstützung mit seinen Schwierigkeiten fertig wird. Bei weniger wohlwollender Betrachtung kann man ihre Anwendung als Ausweichen vor der Wirklichkeit interpretieren.

Solche psychischen Wirkungen machen im Übrigen auch deutlich, warum Tranquilizer im Straßenverkehr ein Risiko sind.

Es kommt also darauf an, zu differenzieren und Leitlinien für den sparsamen Gebrauch von Medikamenten auf diesem Gebiet zu erstellen. Viele Kritiker meinen, die Rezeptierung von Tranquilizern erspare den Ärzten das therapeutische Gespräch und dem Patienten die Auseinandersetzung damit, dass er selbst zur Aufarbeitung seiner Lebensprobleme beitragen muss. Gewiss haben diese Kritiker weitgehend recht. Allerdings verhält es sich ja nicht so, dass Konfliktreaktionen, psychogene depressive Verstimmungszustände, Angstsyndrome, hartnäckige Schlaflosigkeit und Zwänge immer in der gleichen Intensität auftreten oder ständig vorhanden wären. Im Rahmen von neurotischen Entwicklungen und Konfliktreaktionen kommt es zu Zuspitzungen, die der Patient kaum mehr bewältigen kann. Zu anderen Zeiten dagegen verschwinden die Symptome ganz oder fast ganz.

Andauernde Angst, Schlaflosigkeit, depressive Verstimmungszustände mit latenter Suizidalität und viele andere neurotische Symptome mehr können Grund für den vorübergehenden und begrenzten Einsatz von Tranquilizern sein oder, wo Suchtgefahr besteht, für den niedrig dosierten Einsatz von niederpotenten Neuroleptika bzw. von Antidepressiva mit sedierenden Eigenschaften.

Der Einsatz von Tranquilizern als Begleitmedikation bei akuten Psychosen war bis in die siebziger Jahre verbreitet. Im darauf folgenden Jahrzehnt fiel die Risiko-Nutzen-Abwägung negativ aus. Die unerwünschten Wirkungen der Tranquilizer wurden als schwerwiegender beurteilt als zuvor. Inzwischen schlägt das Pendel wieder in die Gegenrichtung aus: Wenn die Verabreichung von sedierenden (trizyklischen) Antidepressiva nicht opportun ist oder wenn die Neuroleptikadosis bei akuter psychotischer Unruhe begrenzt werden soll, ist der Einsatz von Tranquilizern durchaus erwägenswert. Auf eine Begrenzung der Verabreichungsdauer ist zu achten.

Tranquilizer werden am häufigsten außerhalb der Psychiatrie eingesetzt. Neben der Verordnung als Beruhigungs- und Schlafmittel gehört ihr Einsatz als Begleitmedikation bei körperlichen Erkrankungen zu den verbreitetsten Anwendungsgebieten. Dagegen bestehen vom Grundsatz her keine Bedenken, solange die Tranquilizerabgabe *vorübergehend* erfolgt. Ist sie von längerer Dauer, so gelten die gleichen Einschränkungen wie bei Tranquilizerabgabe aus psychiatrischer Indikation. Auf jeden Fall müssen sie niedrig dosiert werden (Faustregel: halbe übliche Dosis!)

Nicht selten treten bei älteren Menschen paradoxe Reaktionen auf Tranquilizer auf. Bei deliranten Syndromen ist an die Möglichkeit einer Benzodiazepin-Abhängigkeit zu denken. Bestätigt sich diese Vermutung, sollte mit einem Benzodiazepin kürzerer Halbwertzeit (z. B. Oxazepam) substituiert und vorsichtig reduziert werden. Tranquilizer sind bei alten Menschen eine der häufigsten Ursachen von Stürzen und – im Gefolge davon – von Knochenbrüchen, insbesondere von Oberschenkelhalsfrakturen.

←— **Alte Menschen**

MERKE → Wie alle anderen Medikamente werden auch Tranquilizer im höheren Lebensalter langsamer abgebaut. Es kommt zu Kumulation, Übersedierung und Intoxikation.

Angst- und Panikerkrankungen wurden lange Zeit als krisenhafte Zuspitzungen neurotischer Störungen begriffen. Dieses Krankheitsverständnis hat sich zwischenzeitlich gewandelt.

←— **Angst und Panik**

Heute unterscheidet man bei Angst- und Panikerkrankungen im engeren Sinn: generalisierte Angststörung, Panikstörungen, Agoraphobie, spezifische phobische Störungen und die soziale Phobie.

Im DSM-IV-TR werden auch noch die Posttraumatische Belastungsstörung (PTSD) und die Zwangsstörung unter den Angststörungen subsumiert. Die PTSD galt bis vor kurzem als nur psychotherapeutisch wirksam behandelbar. Neuerdings werden auch Antidepressiva vom SSRI-Typ eingesetzt.

Nach vielfältigen Erfahrungen muss es das erste Ziel der Behandlung sein, den Kranken zu helfen, mit der angstbesetzten Krise umzugehen. Wenn die Betroffenen jedes Mal den Notarzt rufen (lassen) müssen, wenn sie sich nicht mehr aus dem Haus begeben können, wenn sie sich ununterbrochen ängstlich selbst beobachten, dann wird die antizipierende *Angst vor der Angst* zu einer schweren Beeinträchtigung von eigenem Krankheitswert.

Die Betroffenen können erfahren, dass ein geeigneter Tranquilizer in der Hand- oder Hosentasche (etwa Lorazepam) Schutz vor dieser *Angst vor der Angst* sein kann. Gleichzeitig müssen die Betroffenen davor geschützt werden, regelmäßig Tranquilizer einzunehmen, um der Abhängigkeit vorzubeugen und die Wirksamkeit dieses »medikamentösen Notnagels« in der akuten Krise zu erhalten.

Für eine länger dauernde Behandlung sind die neueren Antidepressiva angezeigt. Dennoch sei an dieser Stelle noch einmal deutlich betont: Eine ursächliche medikamentöse Behandlung von Angst- und Panikerkrankungen gibt es nicht! Ein psychotherapeutischer Behandlungsansatz ist bei diesen Erkrankungen unverzichtbar.

MERKE → **Medikamente können nicht die Ursachen von Angst- und Panikerkrankungen beheben, eine psychotherapeutische Behandlung ist fast immer unverzichtbar.**

Antidepressiva: Medikamente bei depressiven Störungen

Antidepressiva sind Medikamente zur Behandlung depressiver Störungen. Anders als noch vor wenigen Jahren ist ihre Indikation jedoch nicht auf depressive Zustände im Rahmen von affektiven Psychosen begrenzt. Das Kriterium für die Anwendung von Antidepressiva ist das Ausmaß und die Schwere der depressiven Verstimmung, und zwar unabhängig von ihrer mutmaßlichen Ursache. Darüber hinaus haben die neueren Antidepressiva eine Indikationsausweitung erfahren, die sich auf Angst-, Somatisierunungs- und Persönlichkeitsstörungen erstreckt. Damit steigt die Gefahr der unkritischen Verordnung.

Antidepressiva sind Medikamente mit unterschiedlicher chemischer Struktur und unterschiedlichen Wirkmechanismen. Noch vor wenigen Jahren unterteilte man vor allem nach der Struktur von trizyklischen, tetrazyklischen, chemisch andersartigen und pflanzlichen Antidepressiva. Heute differenziert man Antidepressiva nach ihrer jeweiligen Rezeptoraktivität bzw. ihrem Rezeptorbindungsprofil in: nicht selektive Trizyklika, Aminpräkursoren, Monoaminoxidase-Hemmer (MAOH), selektive Serotonin-Wiederaufnahmehemmer (SSRI), nicht selektive Monoamin-Wiederaufnahmehemmer (NSMRI), selektive Noradrenalin-Wiederaufnahmehemmer (SNRI), selektive Noradrenalin-Serotonin-Wiederaufnahmehemmer (NASSA, SSNRI) und Rezeptor-Antagonisten (NARI).

Diese Aufteilung ist eher verwirrend als erhellend, zumal sich die Wiederaufnahmehemmer aller Arten nicht grundlegend unterscheiden. Für den Alltag mag es mit gewissen Einschränkungen genügen, im klassischen Sinne zwischen trizyklischen Antidepressiva (TZA), Noradrenalin- und Serotonin-Wiederaufnahmehemmern und verwandten

Substanzen sowie Monoaminoxidase-Hemmern zu unterscheiden. Die Aminpräkursoren spielen im Alltag eine eher untergeordnete Rolle. Pflanzliche Antidepressiva, wie das Johanniskraut (Laif, Jarsin u. a.) möchte ich hier wegen ihrer geringen Wirksamkeit und ihrem beachtlichen Nebenwirkungsspektrum nicht berücksichtigen.

Wirkungsqualitäten

Ähnlich wie bei Tranquilizern und Neuroleptika zielen die einzelnen Antidepressiva nicht spezifisch auf die Krankheit, sondern auf ein mehr oder weniger breites Spektrum von Symptomen.

Man unterscheidet vor allem drei Wirkungsqualitäten, die bei den verschiedenen Antidepressiva unterschiedlich ausgeprägt sind, wobei bei einzelnen Medikamenten eine oder auch zwei dieser Wirkungsqualitäten ganz fehlen können:

- vorwiegend dämpfende und angstlösende,
- vorwiegend depressionslösende und stimmungsaufhellende,
- vorwiegend aktivierende und antriebssteigernde Wirkung.

Auf Vorschlag von Paul Kielholz unterscheidet man traditionell diese drei Grundtypen von Antidepressiva, die im berühmten »Kielholz-Schema« weltweit Verbreitung gefunden haben. Diese einfache Zuordnung ist ursprünglich anhand der damals allein verfügbaren trizyklischen Antidepressiva erfolgt. Es spricht einiges dafür, dass sie vor allem aufgrund der vorhandenen oder nicht vorhandenen sedierenden Nebenwirkungen der entsprechenden Medikamente vorgenommen wurde. Die Zweifelhaftigkeit dieser Zuordnung verstärkt sich mit jeder neuen Antidepressiva-Generation. Ähnliches gilt für die klassische Einteilung. Sie stammt aus einer Zeit, als über Neurotransmitter, Neurorezeptoren und das Geschehen an den Synapsen nur wenig bekannt war. Dennoch ist sie in unserem Bild von der Wirkungsweise der Antidepressiva tief verwurzelt.

Die neueren Antidepressiva versuchen, die dämpfende Wirkung zu vermeiden. Deshalb ist bei Agitiertheit, großer Unruhe oder Suizidalität statt eines Wechsels des Antidepressivums eine Zusatzbehandlung mit Tranquilizern zu erwägen.

Die Wirkungsweise der Antidepressiva wird, wie ⟵ **Rezeptorblockade** folgt, erklärt: Bei der Depression ist die verfügbare Menge von Noradrenalin und/oder Serotonin im synaptischen Spalt gegenüber dem Normalzustand vermindert. ⟶ Rezeptoren, Seite 11

Die Signalübermittlung zwischen den Nervenzellen wird dadurch gestört. Ziel der antidepressiven Intervention ist es, die Menge an verfügbaren Botenstoffen zu erhöhen. Dies ist auf drei Wegen möglich:

- die Erhöhung der Produktion von Noradrenalin oder Serotonin in der abgebenden Nervenzelle,
- die Verhinderung des Abbaus der Botenstoffe durch die Monoaminoxidase,
- die Blockade der natürlichen Wiederaufnahme der Botenstoffe durch die abgebende präsynaptische Zelle (SSRI, NASSA).

Erwünschte und unerwünschte Wirkungen

Klinisch wirken Antidepressiva wie Neuroleptika auf Symptome und Syndrome. Es besteht Einigkeit darüber, dass eine Antriebssteigerung leichter und rascher zu erreichen ist als eine Stimmungsaufhellung. Eine Aktivierung bei Depressiven äußert sich jedoch häufig lediglich in innerer Unruhe. Deshalb muss man sich fragen, welche Zielsymptome erreicht werden sollen.

Antriebssteigerung beim tief depressiven Kranken kann die Suizidgefahr steigern. Bei einem solchen Patienten sollte eher eine dämpfende Wirkung angestrebt werden. Man muss bedenken, dass Antriebssteigerung und Aktivierung von allein kommen, wenn es gelingt, die Stimmung aufzuhellen und die Depression unter dem Schutz einer allgemeinen psychomotorischen Dämpfung zu lösen.

Was tun, wenn die Wirkung der Antidepressiva auf sich warten lässt? Am raschesten – noch am Tag des Therapiebeginns – tritt die dämpfende Wirkung ein. Erst nach zehn bis vierzehn Tagen, bei tetrazyklischen Substanzen und Serotonin-Wiederaufnahmehemmern angeblich bereits nach einer Woche, ist mit einer stimmungsaufhellenden, depressionslösenden Wirkung zu rechnen. Das muss man wissen, um nicht ungeduldig zu werden, die Ungeduld des Patienten zu steuern und um nicht grundlos zum Schaden des Patienten das Medikament zu wechseln, bevor sich eine Wirkung überhaupt zeigen kann.

Antidepressiva wirken wie Neuroleptika symptomatisch. Ob sie die depressiven Phasen tatsächlich aufheben und verkürzen, ist umstritten. Tatsache ist, dass die Symptome häufig lediglich bis zum Abklingen der Phase unterdrückt werden. Allerdings leiten sie bei manisch-depressiven Erkrankungen (bipolaren affektiven Psychosen) Stimmungsumschwünge ein, die schlimmstenfalls sogar bis zum Umschlag in die Manie führen – was darauf hinweist, dass sie eine tiefer greifende Wirkung haben.

MERKE ⟶ **Nach der Gabe von Antidepressiva ist Geduld gefragt, denn ihre vollständige Wirkung kann erst nach bis zu drei Wochen eintreten.**

Antidepressiva wirken je nach Substanz in unter- ⟵ **Nebenwirkungen** schiedlichem Ausmaß adrenerg und anticholinerg. Letzteres bedeutet: Beschleunigung der Herzfrequenz, herabgesetzte Kreislaufregulationsfähigkeit mit Blutdruckabfall, Trockenheit in Mund- und anderen Schleimhäuten, Pupillenerweiterung und Akkommodationsschwäche (»Sehschwäche«), vermehrtes Schwitzen, feinschlägiger Tremor. Die vegetativen Nebenwirkungen sind zu Beginn der Behandlung am stärksten, müssen jedoch nicht einheitlich sein. Gelegentlich kommt es zu vegetativen Irritationen mit entgegengesetzten Wirkungen. Es kann in seltenen Fällen also auch eine Blutdrucksteigerung oder eine Pulsverlangsamung oder eine vermehrte Speichelabsonderung eintreten.

Den unerwünschten Begleiteffekten kann teilweise entgegengewirkt werden: durch Dihydroergotamin dem Schwindel, durch Trinken oder

Bonbonlutschen dem Austrocknen der Mundschleimhäute, durch Beta-Rezeptoren-Blocker dem Fingertremor und durch eine Brillenkorrektur von 0,5 bis 1,5 Dioptrien der Akkommodationsschwäche. Allerdings sollte versucht werden, die unerwünschten Wirkungen durch Anpassung der Dosierung oder durch die Wahl eines anderen Medikamentes möglichst in Grenzen zu halten.

Anticholinerge Nebenwirkungen sind ein Hauptmerkmal der trizyklischen Antidepressiva (TZA).

Andere Nebenwirkungen können sein:

- Antidepressiva können quälende Akathisien (Bewegungsdrang) auslösen, besonders die SSRI.
- Antidepressiva können kardiotoxische Wirkungen haben (vor allem TZA). Patienten mit Überleitungsstörungen sind besonders gefährdet. Die kardiotoxischen Schädigungen treten selten bei therapeutischer Dosierung, häufiger nach Vergiftungen auf. Die Ableitung eines EKG gehört zu den Routineuntersuchungen vor Beginn einer Behandlung mit Antidepressiva.
- Antidepressiva können die Krampfschwelle senken. Das wird insbesondere vom Maprotilin berichtet, kommt aber auch bei anderen Substanzen vor. Ein EEG-Befund sollte entsprechend bei Behandlungsbeginn vorliegen.
- Antidepressiva können Blutbildveränderungen auslösen. In Einzelfällen ist eine starke Abnahme der weißen Blutkörper (Agranulozytose) berichtet worden (Mianserin!). Die Anforderungen an die Blutbildkontrolle entsprechen deshalb jenen bei trizyklischen Neuroleptika. Antidepressiva können dosisabhängig delirante und exogen paranoid-halluzinatorische Syndrome provozieren. Bei älteren Menschen ist besondere Vorsicht geboten.
- Eine spezifische seltene Nebenwirkung der SSRI ist das potenziell gefährliche serotonerge Syndrom.

- Schließlich beeinträchtigen Antidepressiva die Blasen- und die Darmfunktion, sexuelle Gefühle und die sexuelle Aktivität. Sie führen zu Appetitsteigerung und gelegentlich zu erheblicher Gewichtszunahme, SSRI zu Durchfall (es ist wenig bekannt, dass Serotoninrezeptoren im Darmbereich häufiger sind als im Gehirn), gelegentlich zu Appetitminderung und Gewichtsabnahme.

ABBILDUNG 4 Mögliche unerwünschte Wirkungen von Antidepressiva

Allgemeinbefinden	Psychopathologische Symptome	Extrapyramidale Symptome	Vegetative Symptome
→ Müdigkeit	→ Aktivierung schizophrener Symptome	→ feinschlägiger Tremor (bei SSRI)	→ Mundtrockenheit
→ Somnolenz			→ Schwitzen
→ innere Unruhe	→ Umschlagen depressiver in manische Phasen	→ Akathisie (bei SSRI)	→ Akkommodationsstörungen
→ Schlafstörungen			→ Obstipation
	→ Delirien		→ Durchfall
	→ Erhöhung der zerebralen Erregbarkeit		→ Schwindel
			→ orthostatische Kollapserscheinungen
			→ Miktionsbeschwerden
			→ Harnverhalten
			→ Tachykardie
			→ EKG-Veränderungen
			→ hypertone Krisen

Wechselwirkungen

Medikamentenwechselwirkungen unter Antidepressivabehandlung sind relativ häufig (Produktinformationen konsultieren!). Am wichtigsten ist die Enzyminduktion durch Barbiturate, Carbamazepin und Nikotin mit Senkung des Serumspiegels. Aber auch Alkohol und orale Kontrazeptiva senken den Spiegel.

Demgegenüber wird dieser durch Neuroleptika und MAO-Hemmer gehoben. Damit hängt möglicherweise die gelegentlich beobachtete verbesserte Wirksamkeit von Antidepressiva in der Kombination mit Neuroleptika zusammen. Allerdings können sich auch die unerwünschten Wirkungen verstärken. Bei der Kombination von Serotonin-Wiederaufnahmehemmern mit anderen Antidepressiva oder mit Neuroleptika kann es zu einer Serumspiegelerhöhung dieser Medikamente um bis zu 100 Prozent kommen.

Die blutdrucksenkende Wirkung von Clonidin (Catapresan) kann aufgehoben werden. Bei der Kombination mit Sympathomimetika (etwa Noradrenalin) kann es zu Blutdruckkrisen kommen.

Beim Wechsel von nicht reversiblen MAO-Hemmern zu anderen Antidepressiva ist eine Washout-Periode, ein Abstand, von mindestens zwei Wochen einzuhalten!

Diese vielfältigen Medikamentenwechselwirkungen machen es notwendig, bei der Kombination von Antidepressiva mit anderen Medikamenten die Frage von unerwünschten Interaktionen im Einzelfall zu prüfen. Bei unvertrauten Kombinationen sind die Herstellerinformationen beider Präparate besonders zu berücksichtigen.

Kontraindikationen sind:

- floride Psychosen aus dem schizophrenen Formenkreis,
- Glaukom,
- Prostata-Hyperplasie oder andere Störungen beim Wasserlassen,
- Pylorusstenose (Vorsicht: im höheren Lebensalter niedrigere Dosierung!).

Antidepressiva – vor allem trizyklische – haben gerade aufgrund ihrer vegetativen Nebenwirkungen (etwa Erregungsablauf am Herzen) nur eine geringe therapeutische Breite.

Vergiftungen mit trizyklischen Antidepressiva sind ⟵ **Vergiftungen** gefährlich. Das ist deswegen besonders folgenreich, weil die Suizidalität bei Depressiven sehr hoch ist (es sollten nur kleine Packungen verschrieben werden!). Vergiftungen müssen behandelt werden wie Vergiftungen mit narkotischen Substanzen. Bei Blutdruckabfall, Bewusstlosigkeit oder deutlicher Bewusstseinstrübung oder Komplikationen der Atmung muss der Patient auf eine medizinische Intensivstation verlegt werden.

Dosierungen

Rund vierzig Antidepressiva sind derzeit im Handel. Der Psychopharmakotherapeut kann nicht umhin, auszuwählen und sich für ein oder zwei Standardpräparate und einige Reserve-Antidepressiva zu entscheiden, die er in ihren erwünschten und unerwünschten Wirkungen kennt, mit denen er Erfahrungen hat und für die er ein sicheres Urteil entwickelt.

Für den Beobachter ist es überraschend, wie gut die ⟵ **Amitriptylin**
klassischen Antidepressiva sich gegenüber dem Ansturm der Antidepressiva der zweiten und dritten Generation behaupten. Das Amitriptylin (Saroten) ist Referenzsubstanz bei klinischen Prüfungen geblieben. Es wird bei schweren Depressionen, insbesondere in klinischen Einrichtungen, weiterhin eingesetzt.

Die Serotonin-Wiederaufnahmehemmer haben mittler- ⟵ **SSRI, NASSA**
weile einen wahren Siegeszug angetreten, vor allem im ambulanten Bereich. Das sind unzweifelhaft wirksame Antidepressiva mit verhältnismäßig geringen unerwünschten Wirkungen. Die Zahl der verfügbaren Substanzen nimmt rasch zu. Neu sind auch die SSNRI und die NASSA, der noradrenergen und spezifisch serotonergen Antidepressiva. Diese Substanzen erhöhen die Freisetzung von Noradrenalin und Serotonin. Zugleich blockieren sie die 5-HT-2- und 5-HT-3-Rezeptoren, die die typischen serotonergen Nebenwirkungen auslösen. Venlafaxin und Duloxetin haben sich deshalb vielerorten durchgesetzt.

Das Moclobemid (Aurorix) ist ein reversibler Inhibitor ⟵ **MAO-Hemmer**
der MAOH-A. Das Moclobemid verlangt keine Einhaltung von Diät. Die Kombination mit serotoninselektiven Antidepressiva sollte trotz seines reversiblen Charakters vermieden werden. Trancypromin (Parnate, Jatrosom N) ist als einziger klassischer MAO-Hemmer verfügbar. Sein Einsatz verlangt eine tyraminfreie Diät und eine Medikationspause von mindestens 14 Tagen bei Umstellung auf andere Antidepressiva.

Die Vielzahl und die Vielfalt der verfügbaren Antidepressiva eröffnet mannigfache Behandlungsoptionen. Sie birgt aber auch die Gefahr der Unübersichtlichkeit und in der Folge der Polypragmasie.

G. Hole (1997) hat die Vielfalt der notwendigen therapeutischen Zugehensweisen auf den depressiven Patienten in einem eingängigen Schema zusammengefasst, das hier wiedergegeben sei.

ABBILDUNG 5 **Diagnose vor Therapie**

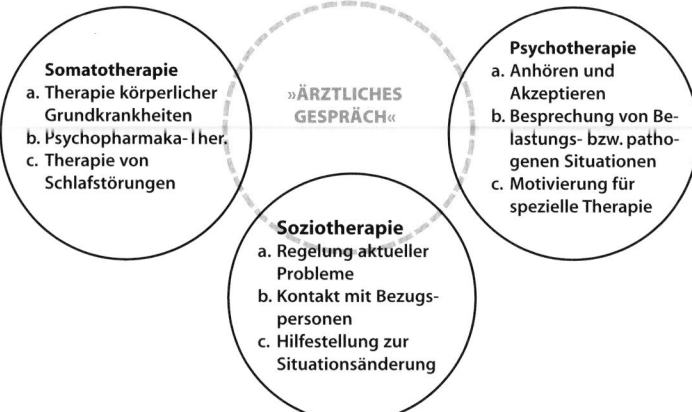

Die Auswahl bleibt dem einzelnen Therapeuten und der jeweiligen Klinik überlassen. Es erweist sich als zweckmäßig, sich jeweils mit ein bis zwei klassischen Standard-Antidepressiva sowie mit ausgewählten Vertretern der neuen Antidepressivagruppen vertraut zu machen und ausgewählte weitere Substanzen als Reservemedikamente in Betracht zu ziehen.

Grundlage für die Indikationsstellung ist eher das Profil der unerwünschten als das der erwünschten Wirkungen (Sedierung beispielsweise kann erwünscht oder unerwünscht sein!).

In der ambulanten Behandlung und bei älteren Menschen ist im Allgemeinen den neueren Substanzen der Vorzug zu geben. In der Klinik haben bei schweren und schwer beeinflussbaren Depressionen die klassischen Trizyklika nach wie vor ihre Daseinsberechtigung.

Durch die Entwicklung neuerer antidepressiv wirksamer Substanzen konnten im Hinblick auf Nebenwirkungen und Toxizität große Fortschritte erzielt werden. Die klinische Wirksamkeit bei schwersten, stationär behandlungsbedürftigen Depressionen ist allerdings noch nicht für alle neueren Antidepressiva ausreichend belegt. Hierin dürfte neben der Kostenfrage auch der Grund für die Tatsache liegen, dass diese Präparate die klassischen TZA und MAO-Hemmer bisher nicht vom Markt drängen konnten.

Angesichts der Vielfalt der Antidepressiva sind allgemein verbindliche Dosierungsempfehlungen nicht möglich. Substanzbezogene Empfehlungen sind der Tabellenübersicht zu entnehmen. Es empfiehlt sich, die Herstellerinformationen zu beachten. Unterdosierungen sind ebenso zu vermeiden wie Überdosierungen. Eine einschleichende Aufdosierung vermindert die unerwünschten Wirkungen.

Die therapeutische Breite der Antidepressiva ist wesentlich geringer als bei Tranquilizern oder Neuroleptika. Die obere vorgeschlagene Dosierungsgrenze sollte eingehalten werden. Wenn keine Absorptionsstörungen vorliegen, ist im Regelfall bei höherer Dosierung nur mit einer erheblichen Verstärkung der Nebenwirkungen, nicht aber der Wirkungen zu rechnen. Ausnahmen gelten im Einzelfall bei sogenannten therapieresistenten Depressionen. ➥ Therapieresistenz, Seite 65

ABBILDUNG 6 Antidepressiva: Übersicht und Dosierungsempfehlungen

Handelsname	Internationaler Freiname	Tagesdosis peroral in mg
Anafranil [1]	Clomipramin	50–150
Aponal, Sinquan[1], Sinequan	Doxepin	75–200
Cipramil[2]	Citalopram	20–60
Cymbalta[2]	Duloxetin	30–60
Equilibrin[1]	Amitriptylinoxid	60–100
Fevarin[2], Floxyfral	Fluvoxamin	100–250
Fluctin[2]	Fluoxetin	20–40

Handelsname	Internationaler Freiname	Tagesdosis peroral in mg
Gamonil[1]	Lofepramin	70 – 210
Ludiomil[3]	Maprotilin	75 – 200
Nefadar	Nefazodon	300 – 600
Nortrilen[1]	Nortriptylin	50 – 100
Noveril[1]	Dibenzepin	120 – 360
Pertofran[1]	Desipramin	50 – 150
Remergil[3]	Mirtazapin	15 – 45
Saroten[1]	Amitriptylin	75 – 200
Stangyl, Surmontil	Trimipramin	75 – 200
Tagonis, Deroxat[2], Seroxat[2]	Paroxetin	20 – 60
Thombran[3], Trittico	Trazodon	150 – 400
Tofranil[1]	Imipramin	75 – 200
Tolvin[3], Tolvon	Mianserin	20 – 80
Trevilor[2], Efexor	Venlafaxin	75 – 300
Vivalan[3]	Viloxazin	150 – 300
Zoloft[2], Gladem[2]	Sertralin	50

1 Trizyklische Verbindungen

2 Selektive Serotonin-Wiederaufnahmehemmer u. Ä.

3 Tetrazyklische und andere Antidepressiva

Die medikamentöse Behandlung

Die depressive Verstimmung gilt als das einfühlbarste aller seelischen Leiden. Wir alle sind immer wieder einmal depressiv verstimmt. Äußere Ereignisse, wie Trennung und Tod, lassen uns depressiv reagieren. Aber auch banale Enttäuschungen des Alltags können uns deprimieren. Wir sind anfälliger, wenn wir in körperlich schlechter Verfassung, wenn wir krank sind. Aber schon wenn wir unausgeschlafen sind, zeigt sich unsere Empfindlichkeit für depressive Anflüge.

Daraus ergibt sich, dass nicht jede depressive Verstimmung krankhaft ist. Wer sich anschickt, Menschen zu behandeln, die an Depressionen leiden, muss zunächst ihre Situation klären. Er muss prüfen, ob die Verstimmung sich in einen situativen oder einen komplexen Lebenszusammenhang einordnen lässt oder ob andere äußere Gründe für die Verstimmung vorliegen.

Erst wenn geklärt ist, dass er es mit einer tiefer gehenden depressiven Verstimmung zu tun hat, die nicht binnen kurzem von allein, durch Ruhe oder kurzfristige psychotherapeutische Bearbeitung verschwinden wird, ist der Gedanke an eine medikamentöse Behandlung berechtigt.

Depressionen sind in Ausprägung und Ursprung vielfältig. Ein Leitfaden der Psychopharmakotherapie kann keine ausgefeilte Differenzialdiagnostik der Depressionen liefern. Ich verweise stattdessen auf das oben dargestellte Schema von Kielholz zur Einteilung der Depressionen, das – obwohl nicht unproblematisch – auch in dieser Auflage nicht fehlt, weil es mit seinem postulierten Kontinuum von organischen bzw. körpernahen Depressionen zu den Erschöpfungs- und reaktiven Depressionen (einschließlich Burnout-Syndrom) hilfreich bleibt.

Dennoch ist es notwendig, dass wir uns als Therapiegrundlage etwas eingehender mit der Klassifikation der depressiven Störungen auseinandersetzen. Hier hat es in den letzten Jahren Entwicklungen gegeben, die sich von der klassischen ursachenbezogenen Einteilung entfernen und sich stattdessen weitgehend auf die Art und das Ausmaß der Symptome stützen. Diese haben sich sowohl im diagnostischen und statistischen Manual psychischer Störungen (DSM-IV-TR) wie in der Fortschreibung der Internationalen Klassifikation der Diagnosen der Weltgesundheitsorganisation (ICD-10) niedergeschlagen.

Dabei handelte es sich nicht nur um eine Umetikettierung ohne praktische Bedeutung. Es zeigt sich längst, dass sich diese neue Klassifikation mit ihrem Paradigma der Differenzialdiagnostik für die Behandlung depressiver Störungen als hilfreich erweist. Außer bei akuten psychoreaktiven depressiven Störungen wird die Indikation zur Behandlung mit

Antidepressiva nicht durch die mutmaßliche Ursache der Störung begründet, sondern durch die Tiefe und die Art der Symptome.

Dabei schließen Psychotherapie und Medikamentenbehandlung einander gerade bei depressiven Störungen nicht aus. Die Medikamentenbehandlung muss von psychotherapeutischer Unterstützung begleitet sein. Bei tiefer greifenden depressiven Störungen kann die Medikamentenbehandlung sogar die Psychotherapie erst ermöglichen.

Um die Diagnostik und die Indikation zur Medikamentenbehandlung zu erleichtern, möchte ich im Folgenden neben der klassischen ursachenbezogenen Einteilung der Depressionen die differenzialdiagnostischen Kriterien und Benennungen der affektiven Störungen des DSM-IV und der ICD-10 verwenden. Davon sind in erster Linie die »neurotischen« Depressionen betroffen, die gemeinsam mit den depressiven Persönlichkeitsstörungen als »dysthyme« Störungen zusammengefasst werden, und die endogenen Depressionen, für die der angelsächsische Ausdruck der »Major Depression« übernommen worden ist.

Am wenigsten betroffen von den Veränderungen der Klassifikation sind die einfachen psychoreaktiven Störungen und die Erschöpfungsdepressionen, die symptomatischen Depressionen und die Depressionen bei schizophrenen Psychosen. Hier wird weiterhin davon ausgegangen, dass die Ursache oder doch zumindest der unmittelbare Anlass der depressiven Verstimmung bekannt ist und dass diese vorrangig durch Behandlung der Grundkrankheit therapiert wird.

Reaktive depressive Verstimmungen sollten ⟵ **Reaktive Depressionen** nicht mit Psychopharmaka »zugeschüttet« werden. Das gilt zumindest dann, wenn sie durch einfache psychotherapeutische Maßnahmen aufgefangen werden können. In krisenhaften Zuspitzungen sind Tranquilizer auch zur Sicherstellung des Schlafes sinnvoll. Reichen diese Maßnahmen nicht aus, besteht die Indikation für die Behandlung mit neueren Antidepressiva, etwa vom SSRI- oder NASSA-Typ.

Erschöpfungsdepressionen (heute oft »Burnout-Syndrom« genannt) sind tiefer gehend als die depressiven Reaktionen. Sie entwickeln sich aber häufig daraus, wenn die Betroffenen keine Gelegenheit zur Erholung finden. Bei den Erschöpfungsdepressionen gelten Psychotherapie, die Distanzierungen vom Konflikt- und Belastungsfeld, Sicherstellung von ausreichend Schlaf und körperliche Erholung als vorrangige therapeutische Maßnahmen. Reichen diese nicht aus oder sind sie aus äußeren bzw. sozialen Gründen nicht möglich, besteht auch hier die Indikation für die Behandlung mit neueren Antidepressiva.

Die neuen Klassifikationssysteme der Psychiatrie sind deskriptiv und nicht ursachenorientiert. Dem Konzept der Neurose aber liegt eine spezielle Vorstellung von ihrer Entstehung zugrunde, das seine Wurzeln im psychoanalytischen Denken hat. Folgerichtig kann es die Neurose in der ICD-10 und im DSM-IV nicht mehr geben. Im Alltagsdenken der psychiatrischen Versorgung ist sie jedoch so tief verwurzelt, dass wir Verständigungsschwierigkeiten riskieren, wenn wir sie nicht wenigstens erwähnen.

Die dysthyme Störung (DSM-IV-TR) wird als ⟵ **Dysthyme Störungen** chronischer depressiver Verstimmungszustand beschrieben, der die meiste Zeit des Tages und mehr als die Hälfte aller Tage besteht und mindestens zwei Jahre andauert. Sie wird durch Begleitsymptome wie Appetitlosigkeit oder übermäßiges Essen, Schlaflosigkeit oder übermäßiges Schlafbedürfnis, wenig Energie oder Erschöpfung, geringes Selbstwertgefühl, geringe Konzentrationsfähigkeit oder Entscheidungsschwierigkeiten und das Gefühl der Hoffnungslosigkeit charakterisiert.

Diese Diagnose darf erst gestellt werden, wenn die Symptomatik beim Erwachsenen über mindestens zwei Jahre bestanden hat und der Betroffene in dieser Zeit niemals länger als zwei Monate frei von depressiven Symptomen gewesen ist – und wenn kein Anhalt für das Vorliegen einer phasischen (Major) Depression besteht. Diese Sichtweise der klassischen »depressiven Neurose« legt beinahe zwingend die Indikation zu einer Behandlung mit antidepressiven Medikamenten neben der psychotherapeutischen Intervention nahe.

Die Major Depression ist das typische Feld für den ←*Major Depression*
Einsatz der antidepressiv wirksamen Medikamente. Darüber besteht Einigkeit. Nachdem die trizyklischen Antidepressiva wegen ihrer unerwünschten Wirkungen an Boden verloren haben, besteht allenfalls eine gewisse Unsicherheit darüber, welchen Substanzen der Vorzug zu geben ist.

Als Antidepressiva der ersten Wahl gelten heute in der ambulanten Behandlung neuere Substanzen wie SSRI oder NASSA. Bei schweren Depressionen ist, vor allem in der Klinik, bei Beachtung der möglichen unerwünschten Wirkungen nach wie vor eine Behandlung mit trizyklischen Antidepressiva wie Amitriptylin (Saroten) oder Doxepin (Sinquan, Aponal) indiziert.

Der Wirkungseintritt der Antidepressiva tritt auch bei den neueren Substanzen mit Verzögerung ein. Ein Wechsel des Antidepressivums vor Ablauf von drei Wochen ist sinnlos.

Bei quälender Symptomatik wie Agitiertheit, Schlaflosigkeit oder Suizidalität ist eine Ergänzung mit einem Tranquilizer angezeigt. Bei einem stark ausgeprägten depressiven Wahn ist eine Behandlung mit Neuroleptika sinnvoll. Der Nutzen sogenannter Mood Stabilizer wird nach meiner Einschätzung überschätzt. Bei sicherer Diagnose sollte auch der therapeutische Schlafentzug erwogen werden, der nicht nur einen schnelleren Wirkungseintritt begünstigt, sondern auch medikamentensparend wirkt. →*Mood Stabilizer, Seiten 75, 110*

Die Behandlung mit antidepressiven Medikamen- ←*Behandlungsdauer*
ten muss über Wochen bis Monate fortgesetzt werden. Liegt eine manisch-depressive Erkrankung vor, kann die antidepressive Medikation den Umschwung in eine manische Phase bewirken. Die antidepressive Behandlung ist dann sofort abzubrechen.

Bei langer Phasendauer oder bei häufig wiederkehrenden depressiven Phasen ist eine Dauerprophylaxe mit Lithium oder Valproat angezeigt (ggf. Carbamazepin als Reserve).

Die Spätdepressionen gelten als Sonderform der ⟵ **Spätdepressionen**
Depressionen bei manisch-depressiven Psychosen. Sie werden im vorliegenden Buch dort erörtert. Hier soll nur erwähnt werden, dass mit den Spätdepressionen Probleme einhergehen, die spezifisch für das mittlere und höhere Lebensalter sind: Medikamentöse Behandlung allein hilft nicht. Das gilt zwar für jede Depression, aber im Hinblick auf das höhere Lebensalter ist zu beachten, dass die äußerlich mitbedingten psychosozialen Probleme häufig besonders schwierig zu lösen sind. Nicht selten ist eine »Lösung« nur in der Form des Abfindens mit den biografisch bedingten Lebensbedingungen möglich, was Resignation nach sich ziehen kann. Und Resignation bewirkt häufig Depressionen. Die Hoffnung, »Abgeklärtheit« zu erreichen, ist allzu oft eine Überforderung.

Bei diesem Depressionstyp ist vorrangig die Grundkrankheit zu bekämpfen. Im Übrigen ist überall dort, wo stützende psychotherapeutische Maßnahmen und körperliche Erholung keine Abhilfe bringen, eine symptomatische Behandlung mit antidepressiven Medikamenten oder mit Tranquilizern am Platz.

Bei allen diesen Störungen ist zu bedenken, dass eine erhöhte Empfindlichkeit gegenüber den Medikamenten und ihren Nebenwirkungen vorliegt.

Die Behandlung von depressiven Kranken ist eigentlich ein »dankbares« Feld. Vor allem im ambulanten Bereich, wo die meisten Patientinnen und Patienten mit Depressionen beim Allgemeinpraktiker oder beim Nervenarzt behandelt werden, überwiegen rasche und deutliche Behandlungserfolge. Es gibt aber hartnäckige, chronifizierte depressive Syndrome und schwere depressive Verstimmungszustände, die sich als »therapieresistent« erweisen. Sie stellen die Geduld des Kranken und des Therapeuten auf eine harte Probe.

Kommt man mit der eingeschlagenen Therapie nicht weiter, so sind die bereits formulierten Fragen kritisch zu überprüfen. Der Plasmaspiegel sollte bestimmt werden.

Zu warnen ist vor einem vorzeitigen Medikamentenwechsel. Antidepressiva haben, wenn man von ihren sedierenden Eigenschaften absieht, eine Anlaufzeit von zwei bis drei Wochen. Ein Wechsel vor Ablauf dieser rund drei Wochen ist mithin nicht sinnvoll. Auch eine undifferenzierte Dosiserhöhung ist nicht begründbar.

Im stationären Bereich kann eine Infusionsbehandlung mit Antidepressiva zur Wende führen. Hier kommt sicher neben der Medikamentenwirkung die Förderung der therapeutischen Regression durch tägliche mehrstündige Bettruhe zum Tragen. Es gibt allerdings Hinweise darauf, dass dieses aufwendigere Behandlungsverfahren der herkömmlichen Tablettenbehandlung pharmakologisch nicht überlegen ist.

Als Empfehlungen zur Sicherung der Behandlungsqualität seien genannt:

Vor Behandlungsbeginn:
- Ist die Diagnose ausreichend abgesichert?
- Ist die Behandlung mit antidepressiven Medikamenten Erfolg versprechend? Gibt es eine Alternative?
- Gibt es Kontraindikationen? Sind Komplikationen zu erwarten (Labor!)? Welche Substanz soll eingesetzt werden?
- Welche Mindestdosierung, welche Höchstdosierung empfiehlt sich?
- Mit welchen unerwünschten Wirkungen ist zu rechnen?
- Wann ist frühestens eine antidepressive Wirkung zu erwarten?

Nach vier Wochen:
- Ist die erwünschte Wirkung eingetreten?
- Sind die unerwünschten Wirkungen vertretbar?
- Gibt es eine Indikation, das Medikament zu wechseln?
- Gibt es einen Grund, die Dosierung zu ändern?
- Ist eine Begleitmedikation erforderlich?
- Werden die Laborkontrollen regelmäßig ausgeführt?
- Sind pathologische Veränderungen aufgetreten?

Nach Abklingen der Symptomatik:
- Kann die Dosis vermindert werden?
- Ist der Zeitpunkt zum Absetzen gekommen?
- Besteht eine Indikation zur Einleitung einer Rückfallprophylaxe?

Die Behandlung bei »Therapieresistenz«

Rund 20–40 Prozent der depressiven Kranken in Kliniken erfahren durch die übliche Behandlung mit Antidepressiva und begleitender Psychotherapie keine zureichende Besserung. Das war in Zeiten der trizyklischen Antidepressiva so und das hat sich seither nicht geändert. Es hat sich eingebürgert, in diesem Zusammenhang von »therapieresistenten Depressionen« zu sprechen.

Diese Benennung ist problematisch. Sie verleitet die Kranken und ihre Therapeuten dazu, vorschnell aufzugeben. Dabei ist sie lediglich Anlass, die Strategie der Behandlung zu überdenken und die Gründe der Erfolglosigkeit der bisherigen Behandlungsmaßnahmen genauer anzusehen. Oft sind sie so simpel wie: falsche Diagnose, fehlende Patienten-Kooperation (Compliance), unangemessene Medikation oder Unterdosierung. Solange solche Gründe nicht ausgeschlossen werden können, ist es verfehlt, von einer primären Therapieresistenz zu sprechen. Tatsächlich vermindert sich der Anteil der depressiv Kranken, die bei richtiger Diagnostik nicht auf eine Behandlung mit Antidepressiva in angemessener Dosierung ansprechen, auf etwa 10 Prozent.

Eine sorgfältige Analyse der gesamten Therapiemaßnahmen ist somit Voraussetzung für den professionellen Umgang mit einem ausbleibenden Behandlungserfolg.

Trotz regelmäßiger Medikamenteneinnahme kann das Medikament seinen Wirkungsort verfehlen, sei es, dass es nicht resorbiert wird, sei es, dass eine Stoffwechselbeschleunigung vorliegt. Die Bestimmung des Serumspiegels klärt die Situation.

Die Patienten nehmen die verordneten Medikamente viel ←┘ **Compliance**
häufiger nicht oder unregelmäßiger ein, als die meisten Ärzte glauben. Mangelhafte Compliance ist unter psychisch Kranken besonders verbreitet. Bei depressiven Kranken tragen Krankheitssymptome wie Verminderung des Antriebes und das Gefühl, dass doch alles sinnlos sei, ebenso zur Verweigerung der Kooperation bei wie der verzögerte Wirkungseintritt der antidepressiven Medikamente und ihre subjektiv unangenehmen Nebenwirkungen. Eine gründliche Aufklärung, die Berücksichtigung schlechter Erfahrungen in der Vergangenheit und die Einbeziehung von Angehörigen oder Freunden tragen zu einer verbesserten Kooperation bei. Bei ausbleibendem Behandlungserfolg ist die Möglichkeit einer mangelhaften Compliance immer zu bedenken und, wo möglich, zu erfragen.

B. WOGGON (1987) weist mit Recht darauf hin, dass besonders im ambulanten Bereich die Tendenz verbreitet ist, niedrig dosiert und dafür langfristig zu behandeln. Ist der Behandlungserfolg bei einer Dosierung von weniger als 100 mg Amitriptylin (Clomipramin) täglich – oder entsprechenden Dosen neuerer Antidepressiva – ausgeblieben, sollte die Dosis überprüft und den Standards angepasst werden, zum Beispiel 150 mg für Amitriptylin, bevor man von einer primären Therapieresistenz spricht.

Die Unterdosierung dürfte eine der häufigsten Ursachen für das Nicht-Ansprechen auf eine antidepressive Pharmakotherapie und damit für eine vermeintliche Therapieresistenz sein.

Die inadäquate medikamentöse Behandlung ist zum einen sicher Folge der unglücklichen klassischen »ursachenorientierten« Therapiemodelle: Eine depressive Psychose bedeutet Medikamentenbehandlung, eine depressive Neurose bedeutet Psychotherapie. Zum anderen aber spricht vieles dafür, dass eine gestörte Therapeut-Patient-Beziehung im Sinne einer negativen Gegenübertragung bei der unangemessenen Behandlung eine Rolle spielt. Für die Gruppe jener Patientinnen und Patienten, die sich später suizidiert haben, muss das als gesichert gelten.

Für diese Kranken und ihre Therapeuten wird die weitere Behandlung zu einer Geduldsprobe. Die Kranken leiden in dieser Phase nicht nur an ihrer depressiven Symptomatik, sondern auch am Misserfolg der Therapie.

← **Geduld**

Viele haben aufgrund ihrer Erfahrungen und ihrer Symptome wenig oder gar keine Hoffnung auf Besserung. Manche sind suizidgefährdet. Fast alle haben wenig Geduld – die Grundvoraussetzung für eine Erfolg versprechende Behandlungsstrategie. Eine Besserung von heute auf morgen ist nicht zu erwarten. Das muss man den Kranken vermitteln. Allerdings ist es *wahrscheinlich*, dass am Ende eine Besserung eintreten wird. Auch dies muss man ihnen vermitteln. Sie bedürfen der Ermutigung, Stützung und der Führung, um wieder Mut und Vertrauen zu gewinnen.

Je länger das depressive Erleben andauert, je länger die Besserung auf sich warten lässt, desto schwerer sind die Ansprüche vom Therapeuten zu ertragen. Gefühle der Ablehnung gegenüber dem Patienten entwickeln sich fast unausweichlich. Die Therapeuten beginnen, sich von der Hoffnungslosigkeit des Patienten anstecken zu lassen. Der Patient in seiner ängstlich-depressiven Sensibilität spürt das fast unausweichlich, auch wenn die Behandelnden ihre negativen Gefühle noch kontrollieren können. Die Gefahr des endgültigen Scheiterns der Behandlung, schlimmstenfalls des Suizids schwebt über allem.

Grundvoraussetzung für die Behandlung von Kranken mit primär therapieresistenten depressiven Störungen ist die Analyse dessen, was bisher geschehen ist. Erst danach kann die Strategie für die künftige Behandlung festgelegt werden. Diese kann aussehen wie im Folgenden dargestellt (andere sind möglich):

- Behandlung mit Antidepressiva in angemessener Dosierung,
- höhere Dosierung mit Antidepressiva,
- therapeutischer Schlafentzug,
- Ergänzungsbehandlung mit Lithium,
- Zusatzbehandlung mit Trijodthyronin.

Diese Behandlungsmaßnahmen können nacheinander oder parallel und in Ergänzung zueinander Schritt für Schritt vorgenommen werden. Wenn die systematische Durchführung eines solchen Stufenplans nicht zu einem Ergebnis geführt hat, kann man das ganze Programm unter Einsatz eines anderen Antidepressivums einer anderen Substanzklasse wiederholen. Als weitere Möglichkeiten bieten sich an:

- Einsatz von MAO-Hemmern, insbesondere bei älteren Patienten,
- Neuroleptika kombiniert mit Antidepressiva,
- Carbamazepin, Valproat, Lamotrigin, allein und als Zugabe.

Schließlich sei auf die Elektrokrampfbehandlung als nicht medikamentöse, somatische Behandlungsmethode verwiesen. Im Gegensatz zu manchen anderen in diesem Abschnitt angeführten Therapien ist ihre Wirksamkeit gut dokumentiert. Sie wird in skandinavischen Ländern und in England wesentlich häufiger eingesetzt als in den deutschsprachigen. Zu bedenken ist jedoch, dass es Hinweise darauf gibt, dass die Elektrokrampfbehandlung die gleiche Zielgruppe von Patientinnen und Patienten mit ähnlicher Wirksamkeit erreicht wie der therapeutische Schlafentzug. ↱ Elektrokrampftherapie, Seite 108

← EKT

Vagusstimulation und Magnetresonanzstimulation sind weitere technisch sehr aufwendige Verfahren, die über Studiendesigns hinaus ihre Berechtigung erst noch unter Beweis stellen müssen.

Abschließend ist festzuhalten, dass bei dem oben skizzierten Vorgehen bei den meisten Kranken am Ende eine Besserung erreicht wird. Aber es gibt auch Kranke, deren Depression in der Tat therapieresistent ist. Es gibt Verstimmungszustände, die über Jahre anhalten und jeder therapeutischen Intervention trotzen. Dennoch muss man nicht aufgeben, wenn man alle oben skizzierten Maßnahmen durchgeführt hat, ohne dass ein Behandlungserfolg eingetreten ist. Dann empfiehlt es sich, noch einmal von vorn zu beginnen.

Manchmal ist es im Übrigen nicht die Behandlung, die am Ende eine Wende im Krankheitsgeschehen einleitet, sondern eine Veränderung der

Lebenssituation oder schlicht das selbstständige Abklingen einer lang andauernden depressiven Phase.

Es sei auf den Stellenwert psychotherapeutischer Interventionen auch bei dieser Form der Depression verwiesen. Die kognitive Verhaltenstherapie als spezifisches Verfahren zur Psychotherapie Depressiver hat gerade bei Kranken mit einem schleppenden Verlauf gute Erfolge aufzuweisen. Im Übrigen ist offensichtlich, dass diese Form der Depression und die komplexe, zwangsläufig mit mannigfachen Rückschlägen verbundene Behandlungsstrategie ohne intensive psychotherapeutische Zuwendung und Unterstützung für den Kranken kaum zu ertragen ist. Von ebenso großer Bedeutung für das Behandlungsergebnis ist die soziale Situation der Kranken. Es sind also immer auch soziotherapeutische Maßnahmen zu erwägen.

MERKE → Sogenannte therapieresistente Depressionen verlangen vor allem anderen ein hohes Maß an Geduld und Beharrlichkeit von Therapeuten und Kranken. Der Verlust der Hoffnung gehört bei den Kranken leider oft zur Depression; beim Therapeuten trägt er zum Scheitern der Behandlung bei.

Die Behandlung
bipolarer Störungen

Manie

Die »reine« Manie ist selten. Fast immer ist sie Teil einer bipolaren Störung. Die Manie ist die einzige psychische Störung, die viele Kranke als angenehm erleben: Die gehobene, heitere Stimmung, die unermüdliche Betriebsamkeit, der Verlust von Hemmungen, die tausend großartigen Ideen, das ins Unangemessene und bis zum Größenwahn anwachsende Selbstbewusstsein empfinden nicht wenige als positive Steigerung des sonstigen Lebensgefühls, als willkommenen Ausbruch aus der Enge des gesunden sozialen Daseins.

Manche halten daran auch nach Abklingen einer manischen Phase fest. Andere haben große Schwierigkeiten, sich später mit ihrem Verhalten und ihren Gefühlen während der Phase auseinanderzusetzen. Wieder andere berichten schon während der manischen Phase, »ihr Zustand sei qualvoll, weil unecht, persönlichkeitsfremd und voller Getriebenheit und Hetze« (TÖLLE 1999).

Das gilt vor allem, wenn die Manie nicht Heiterkeit bewirkt, sondern Gereiztheit, wenn die Unfähigkeit, Abstand zu halten, zu unablässigen Zusammenstößen mit anderen Menschen der näheren und weiteren Umgebung führt, wenn die Ideenflucht sich zur Verworrenheit des Denkens steigert.

Die Heiterkeit der manisch Kranken wirkt ansteckend. Nicht wenige bringen es fertig, ein großes Publikum zu amüsieren. Dann fällt es schwer, die Behandlungsbedürftigkeit zu begründen. Aber die Manie hat auch andere Seiten: gereizte Aggressivität, mangelnder Abstand zu anderen Menschen, ein unbezwingbarer Rededrang. Verbale Auseinandersetzungen sind häufig, durchaus auch tätlich.

Schon mancher Maniker, der es witzig fand, in der Kneipe einem Fremden das Bier auszutrinken oder sich in einen Disput auf der Straße einzuschalten, hat böse Überraschungen erlebt.

Noch schwerwiegender in den Folgen sind unübersichtliche finanzielle Unternehmungen, die aus manisch bedingten Größenideen heraus begonnen werden: Auto- und Hauskäufe oder Verkäufe oder zweifelhafte Geschäftsgründungen führen immer wieder zum finanziellen Ruin der gesamten Familie. ←┘ **Finanzen**

Nur auf den Außenstehenden mag es erheiternd wirken, wenn beispielsweise ein 29-jähriger junger Mann ohne eigenes Geld während der manischen Phase etwa ein Haus und einen Rolls-Royce kauft (und auch anstandslos bekommt), ein Ballett und ein Orchester verpflichtet und anschließend eine Veranstaltungshalle in einer Großstadt anmietet.

Die Diagnose einer Manie ist nur dann leicht zu stellen, wenn die Symptomatik ausgeprägt ist, wenn sich der Kranke sehr anders verhält als in gesunden Zeiten. Schwieriger ist es, wenn eine hyperthyme (hypomanische) Grundpersönlichkeit vorliegt oder wenn die Symptome nur eine leichte Ausprägung zeigen. Die sorgfältige Erhebung der Vorgeschichte hilft bei der Diagnosestellung. Frühere manische oder depressive Phasen sind auch dann von differenzialdiagnostischem Wert, wenn sie nicht tief oder nicht andauernd waren. Die Differenzialdiagnose der manischen Episode erfordert eine Abgrenzung gegenüber organisch bedingten affektiven Syndromen, schizoaffektiven Störungen, paranoiden schizophrenen Psychosen und, wie bereits hervorgehoben, hypomanischen Episoden im Rahmen von Persönlichkeitsstörungen.

Maniker sind meist schwer zu behandeln. Anders als depressive Personen möchten sie oft gar nicht von ihrem Zustand übetriebener Heiterkeit – und allzu oft auch von Gereiztheit – befreit werden. Ihre Kooperation ist deswegen nur schwer zu erreichen. Bei der Medikamenteneinnahme ist damit zu rechnen, dass sie unzuverlässig sind und sich – krankheitsbedingt – nicht an Absprachen halten.

»Der Umgang mit dem manischen Patienten ist oft ausgesprochen schwierig. Man darf sich weder von der Heiterkeit des Patienten mitreißen noch von seiner Aufdringlichkeit und Aggressivität provozieren lassen. Es empfiehlt sich, nicht auf die Witzigkeit und Redseligkeit des Kranken in gleicher Weise zu reagieren, also nicht auf seine Krankheit einzugehen, sondern zu versuchen, den Patienten trotz aller Betriebsamkeit und unsinnigen Handlungen als Person ernst zu nehmen. Wenn man Zurückhaltung übt, den Patienten aber reden lässt und ihm zuhört, wird mancher hierdurch schon ruhiger. Der Patient muss von Außenreizungen und von dem Einfluss anderer lauter und erregbarer Patienten möglichst abgeschirmt werden. Man soll ihm mit Zuwendung und Großzügigkeit begegnen, ihm möglichst viel Bewegungsspielraum einräumen. Andererseits muss er vor unbesonnenem Verhalten außerhalb der Station geschützt werden.« (TÖLLE 1999)

Letzten Endes verlangt die Behandlung des manisch Kranken von uns etwas Ähnliches wie die Quadratur des Kreises. Wir sollen jemanden behandeln, der sich aufgrund seiner Störung wohlfühlt, zu wohl. Das Behandlungsergebnis soll gewissermaßen eine Verschlechterung der guten Stimmung sein. Die unausbleibliche Konfrontation mit der gesunden Realität wird für den Kranken alles andere als angenehm sein. Zugleich müssen wir den Kranken, dem wir wegen seiner Symptome möglichst viel Spielraum einräumen sollten, oft wegen anderer Symptome – zumindest in der Anfangsphase – auf der geschlossenen Station einer Klinik behandeln.

Während der akuten Manie ist auch heute noch der Einsatz von hochpotenten konventionellen Neuroleptika in hoher Dosierung gerechtfertigt. ←┘ **Neuroleptika** Seit einigen Jahren sind auch einige Antipsychotika der zweiten Generation wie Olanzapin zur Behandlung der Manie zugelassen. Die zusätzliche Sedierung durch Tranquilizer kann sinnvoll und erforderlich sein. Das Gleiche gilt für den Einsatz von stimmungsstabilisierenden Medikamenten wie Carbamazepin, Valproat, Lamotrigin etc.

Auch Clozapin hat eine gute antimanische Wirkung. Wegen der bekannten Einschränkungen bei der Anwendung kommt es allerdings nicht als das Medikament der ersten Wahl in Betracht.

Bei neuroleptikaresistenten manischen Zuständen kann zu- ← **Lithium**
sätzlich auch Lithium eingesetzt werden. Manche manisch Kranke reagieren auf die Behandlung ausschließlich mit Lithium besser als auf die Neuroleptikatherapie.

Bei der Kombination von Neuroleptika mit Lithium ist besondere Vorsicht am Platze. Sie kann zu Intoxikationen führen.

Eine Alleinmedikation mit Tranquilizern bei der Manie ← **Tranquilizer**
ist aussichtslos. Als Ergänzungsbehandlung bringen sie gelegentlich eine überraschende Wende. Auf jeden Fall tragen sie zu einer allgemeinen Beruhigung bei.

Carbamazepin hat in den achtziger Jahren eine neue ← **Antikonvulsiva**
Perspektive der Maniebehandlung eröffnet. Es hat eine gute antimanische Wirkung bei gleichzeitiger Sedierung. Seitdem werden auch andere Antikonvulsiva mit Erfolg eingesetzt. Bei der akuten Manie reichen sie aber nicht aus und bedürfen der Ergänzung durch andere Substanzen.

Hochfrequente Phasenwechsel

In den letzten Jahrzehnten haben affektive Störungen mit hochfrequenten Phasenwechseln (»rapid cycling affective disorders«) erhöhte Aufmerksamkeit erlangt. Dazu zählen Patienten mit mindestens vier depressiven, manischen oder hypomanischen Krankheitsphasen bzw. mit mindestens zwei bipolaren Krankheitszyklen pro Jahr. Als besondere Gruppe heben sich davon die sogenannten Ultra Rapid Cycler oder Short Cycler mit vorübergehendem oder dauerndem 48-Stunden-Zyklus ab.

Das Phänomen des Rapid Cycling ist häufiger, als es auf den ersten Blick sichtbar wird. Die Inzidenz beträgt 13–15 Prozent. Die meisten betroffenen Patienten sind Frauen. Der hochfrequente Phasenwechsel beginnt meist erst im fünften Lebensjahrzehnt. Vom Short Cycling allerdings sind häufiger Männer im sechsten Lebensjahrzehnt betroffen. Der hochfrequente Phasenwechsel kann als vorübergehende Verlaufskomplikation bei affektiven Psychosen mit sonst geringerer Phasenzahl auftreten. Es kann aber im Rahmen einer Chronifizierung auch als andauerndes Symptom in Erscheinung treten.

In der Literatur ist immer wieder die Behandlung mit trizyklischen Antidepressiva – insbesondere im Zusammenhang mit dem Absetzen – angeschuldigt worden, Auslöser oder sogar Ursache solcher Phasen zu sein. Doch zum einen ist festzuhalten, dass das Phänomen auch schon in der vorpsychopharmakologischen Zeit bekannt war. Zum anderen ist der Beginn von affektiven Psychosen mit hoher Phasenfrequenz auch im Zusammenhang mit Schwangerschaft und Hypothyreose sowie anderen körperlichen Erkrankungen beobachtet worden. Auch im Zusammenhang mit einer Elektrokrampfbehandlung ist es aufgetreten.

Als pharmakogene Auslöser sind im Übrigen fast alle Medikamente beschrieben worden, die bei der Depressionsbehandlung eingesetzt werden, einschließlich Lithium – vor allem das abrupte Absetzen von Lithium gilt als Risikofaktor.

MERKE → Bei der Behandlung mit Antidepressiva ist immer darauf zu achten, ob eine manische Phase nicht gerade von diesen Medikamenten verursacht wurde.

Die Behandlung stellt ähnliche Anforderungen an Geduld, systematisches Vorgehen und Kreativität wie die Behandlung therapieresistenter Manien und Depressionen. Die Empfehlungen in der Literatur sind widersprüchlich. Sie reichen vom Einsatz trizyklischer Antidepressiva bis zum Verzicht auf diese, vom Einsatz von MAO-Hemmern zu dem von niederpotenten Neuroleptika der ersten und zweiten Generation.

Einen wichtigen Stellenwert haben Lithium und andere stimmungsstabilisierende Medikamente – allein oder in Kombination miteinander. Vor allem aber gilt es, die Kranken zur Mitwirkung bei der Beherrschung des quälenden Krankheitsbildes zu gewinnen.

MERKE → Die Behandlung von Kranken mit hochfrequenten Phasenwechseln erfordert ein hohes Maß an klinischer Erfahrung. Wer damit konfrontiert ist, sollte sich nicht scheuen, bei erfahrenen Kollegen Rat zu holen.

Lithiumprophylaxe bei affektiven Psychosen

Die Entwicklung der medikamentösen Rückfallprophylaxe bei der manisch-depressiven Krankheit, der unipolaren Depression und der Manie hat das Schicksal der betroffenen Kranken und deren Angehörigen während der vergangenen Jahrzehnte deutlich erleichtert. Hier wird das Schwergewicht auf die Lithiumprophylaxe gelegt. Der Einsatz von Antiepileptika wie Carbamazepin, Valproat und Lamotrigin als sogenannte Mood Stabilizer erweitert das Spektrum zur Rückfallprophylaxe.

Anfang der sechziger Jahre wurde von skandinavischen Forschern entdeckt, dass Lithiumsalze bei der manisch-depressiven Krankheit prophylaktische Wirkungen haben. Durch die regelmäßige Lithiumgabe lassen sich bei drei Viertel der Kranken weitere depressive und manische Phasen verhindern. Bleibt diese Wirkung aus, so sind doch wenigstens eine deutliche Verkürzung, ein geringerer Schweregrad und ein selteneres Auftreten zu beobachten.

Diese prophylaktische Wirkung setzt allerdings häufig erst nach drei bis sechs Monaten ein. Deshalb sollte die Lithiumgabe während der Krankheitsphase nicht unterbrochen werden. Die vorbeugende Wirkung des Lithium ist nur bei phasischen Depressionen oder Manien zu erwarten. In Einzelfällen ist sie im Übrigen auch bei schizoaffektiven Psychosen zu beobachten.

Die Indikation für den Einsatz von Lithium zur Rückfallprophylaxe sollte streng gehandhabt werden, denn die Behandlung ist für die Patienten mit großen Belastungen verbunden. Sie muss von vornherein über Jahre geplant werden, geht mit Nebenwirkungen einher und ist nicht ohne Risiken. Als Faustregel gilt, dass nur solche Patienten für die Lithiumprophylaxe in Frage kommen, die während der vorangegangenen Jahre mindestens zwei, in den vorherigen zwei Jahren wenigstens drei oder aber jährlich eine schwere manische, manisch-depressive oder depressive Phase durchgemacht haben. Die Differenzialdiagnose der neurotischen Depression bzw. affektiven Psychose ist besonders sorgfältig zu klären. Beobachtungen aus dem psychiatrischen Alltag lassen befürchten, dass heute nicht wenige Patienten der Last und den Risiken der Lithiumprophylaxe ohne ausreichende Absicherung der Diagnose ausgesetzt werden.

Laboruntersuchungen

Die Lithiumprophylaxe kann während der Phase oder im Intervall begonnen werden. Da es sich um eine langzeitige und eingreifende Behandlung mit nicht zu vernachlässigenden Risiken handelt, sind regelmäßige Untersuchungen zwingend notwendig. Dazu gehören vor Behandlungsbeginn die Erhebung der körperlichen Krankheitsvorgeschichte, eine neurologische und eine internistische Untersuchung. Außerdem sind regelmäßige Laboruntersuchungen notwendig.

- Vor Behandlungsbeginn: Kontrolle des Körpergewichts, Messung des Halsumfangs, Urinuntersuchung, Blutbild, Hämoglobin, Nüchternblutzucker, Kreatinin und Harnstoff, Elektrolyte, Schilddrüsenfunktionstest (T3, T4, TSH), EKG, Bludruck und Puls, EEG; Schwangerschaftstest.
- Am sechsten Behandlungstag: Nüchternblutzucker, Leukozyten, Serum-Elektrolyte- und Lithiumspiegel.
- Am zehnten Tag: Leukozyten, Nüchternblutzucker, Serum-Elektrolyte, Serum-Lithium, EKG und EEG.
- Danach bis zur endgültigen Einstellung des Lithiumspiegels wöchentliche Elektrolyte- und Lithiumkontrollen; anschließend sechs Monate im Abstand von vier Wochen, danach vierteljährlich.

- Bei Auftreten von Intoxikationserscheinungen: Serum-Lithium, Serum-Elektrolyte, Kreatinin und Harnstoff sowie EKG und EEG.
- Regelmäßige Kontrolle des Körpergewichts und des Halsumfangs.

Die Blutentnahme zur Bestimmung des Lithiumspiegels soll morgens vor Einnahme der ersten Tagesdosis geschehen, mindestens zwölf Stunden nach Einnahme der letzten Dosis.

Die Dosierung muss individuell geschehen. Eine ↤ **Dosierung, Spiegel** optimale Wirkung ist bei Einstellung im oberen Bereich des therapeutischen Spektrums zu erwarten. Allerdings sind die Nebenwirkungen umso geringer, je niedriger der Spiegel liegt. Das ist besonders bei empfindlichen und älteren Patienten von Bedeutung. Bei der Kombination mit anderen Psychopharmaka sind Komplikationen möglich.

Allgemein lässt sich feststellen, dass die Lithiumeinstellung offenbar ausreicht, wenn man bis an die Grenze von Nebenwirkungen geht, auch wenn dabei die üblichen Spiegel erheblich unterschritten werden.

Der prophylaktische Lithiumspiegel liegt zwischen 0,6 und 0,8 m mol/l. Die klinischen Erscheinungen korrelieren jedoch nicht immer mit den Serum-Lithium-Werten. Deshalb ist der Patient während des gesamten Behandlungsablaufes im Hinblick auf Nebenwirkungen zu beobachten und zu befragen. Er ist sorgfältig über die Nebenwirkungen aufzuklären, die sich bei allen interkurrenten Erkrankungen verstärken können. Bei älteren Patienten sollte zur Vermeidung von Nebenwirkungen ein etwas niedrigerer Spiegel von 0,4 bis 0,6 mol/l erreicht werden.

Unerwünschte Wirkungen

Als harmlose Nebenwirkung der Behandlung ist häufig ein feinschlägiger Tremor zu beobachten. Falls erforderlich, kann dieser mit Betarezeptorenblockern behandelt werden. Bei Überdosierung treten stärkerer Tremor, Übelkeit, Durchfälle, Erbrechen, Müdigkeit, Schläfrigkeit, Muskelschwäche, Schwindel und ataktische Erscheinungen auf. Bei akuter

Intoxikation treten außerdem große Schläfrigkeit (Somnolenz), Pilzerkrankungen (Soor) und schlimmstenfalls Koma auf. Schwere Vergiftungen werden wie Schlafmittelintoxikationen behandelt. Die Zufuhr von Kochsalz hat keinen wesentlichen zusätzlichen therapeutischen Effekt.

Häufige Nebenwirkungen, die von den Patientinnen und Patienten als unangenehm erlebt werden, sind vermehrter Durst und vermehrtes Wasserlassen sowie diffuse Magen-Darm-Beschwerden, die meist vorübergehender Natur sind.

Ebenfalls als unangenehm wird eine manchmal erhebliche Gewichtszunahme erlebt. Hier hilft gelegentlich der Rat, gegen den Durst nur Mineralwasser oder Tee zu trinken und keine kalorienreichen Getränke

Lithium kann die Libido und die Potenz beeinträchtigen.

Bei längerer Verabreichung von Lithium wird bei etwa 10 Prozent der Patienten die Ausbildung einer Schilddrüsenvergrößerung (euthyreoten Struma) beobachtet – regelmäßig Halsumfang messen! Diese muss internistisch abgeklärt und gegebenenfalls behandelt werden.

Eine länger andauernde Lithiumbehandlung bedingt Veränderungen am Nierengewebe, ohne dass diese mit einer Funktionsstörung verbunden wären, allerdings greift Lithium, wie gesagt, offensichtlich durch Polyurie und Polydipsie in den Wasserhaushalt des Körpers ein. Bei vorhandenen Nierenfunktionsstörungen kann es entsprechend rasch zu Veränderungen des Lithiumspiegels und auch zu Intoxikationen kommen. Besonders gefährdet sind in dieser Hinsicht ältere Personen. Eine Lithiumbehandlung erfordert unter solchen Voraussetzungen eine besonders sorgfältige Risiko-Nutzen-Abwägung.

Kontraindiziert ist die Lithiumprophylaxe bei ↤ **Kontraindikatione** schweren Herz- und Nierenerkrankungen, Hyperthyreose, Morbus Addison sowie allen Erkrankungen, die über längere Zeit die Anwendung von Diuretika oder kochsalzarme Diät erforderlich machen. Bei Kombinationen mit anderen Medikamenten ist auf Wechselwirkungen zu achten.

Schwangerschaft stellt eine Kontraindikation dar; sie sollte in jedem Fall zu einer strengen Überprüfung des Behandlungsplans führen. Eine teratogene Wirkung des Lithiums ist bekannt. Daher sollten Frauen während der Lithiumbehandlung kontrazeptive Mittel benützen. Lithiumbehandelte Frauen dürfen nicht stillen. ↱ Schwangerschaft, Seiten 140, 144

Die Lithiumsalze haben eine geringe therapeutische ↤ **Intoxikation**
Breite. Schon die versehentliche Einnahme der dreifachen Tagesdosis kann zu schweren Lithiumvergiftungen führen. Entsprechend sind Suizidversuche mit Lithium sehr gefährlich.

Meist tritt eine Lithiumintoxikation jedoch allmählich ein. Ursachen sind eine länger dauernde Überdosierung oder eine verminderte Ausscheidungsrate. Unentdeckte Nierenleiden können ebenso zur Intoxikation führen wie eine Störung der Salz- und Wasserbilanz im Körper. Ein Vergiftungsrisiko während der Lithiumbehandlung ist deshalb bei körperlichen Erkrankungen mit starkem Schwitzen, Temperaturerhöhung, Erbrechen, Durchfällen, salzarmer Diät, drastischer Abmagerung und Diuretikabehandlung in Betracht zu ziehen.

Auch durch Arzneimittelinterferenzen kann es zu Intoxikationen kommen!

Die Lithiumprophylaxe ist als einer der größten Erfolge der Psychopharmakotherapie zu betrachten. Die affektiven Psychosen sind Krankheiten, die schweres Leiden und schwerwiegende soziale Konsequenzen verursachen. Sie gehen mit einem hohen Suizidrisiko einher. Die Verhinderung von Rückfällen ist deshalb für den Betroffenen und seine Angehörigen eine segensreiche Hilfe. »Es darf jedoch nicht übersehen werden, dass die Lithiummedikation hohe Anforderungen an den behandelnden Arzt stellt und dass Lithium nur bei sehr sorgfältiger Beobachtung aller erforderlichen Kautelen ein ungefährliches Medikament ist. Es ist nur dann indiziert, wenn genaue Überwachung des Patienten und regelmäßige Lithiumbestimmungen eindeutig gesichert und die genannten Kontraindikationen ausgeschlossen worden sind. Vor erweiterter Indikationsstellung und weniger sorgfältiger Handhabung muss dringend gewarnt werden.« (SCHULTE / TÖLLE 1982)

Der Schutz vor dem Rückfall wird nicht nur erst nach monatelanger Lithiumeinnahme wirksam. Er erlischt auch nach Absetzen der Behandlung rasch. Deshalb können Unregelmäßigkeiten und kurze Unterbrechungen der Medikamenteneinnahme monatelange Bemühungen um die Vermeidung eines Rückfalls innerhalb kurzer Zeit zunichtemachen. Außerdem können sie ein »rapid cycling« hervorrufen.

Die Rückfallprophylaxe mit stimmungsstabilisierenden Medikamenten wie Carbamazepin, Valproat, Lamotrigin etc. ist eine sinnvolle Alternative zur Lithiumprophylaxe. Gelegentlich ist eine Kombination aussichtsreich. Obwohl die Substanzen als Antiepileptika bewährt sind, sind sie vor allem in der Langzeitanwendung keinesfalls ohne Probleme. Vor ihrem Ersteinsatz sollten unbedingt die Herstellerinformationen zur Kenntnis genommen werden!

Neuroleptika: Medikamente bei Psychosen aus dem schizophrenen Formenkreis

Neuroleptika sind immer noch ungeliebte Medikamente. Sie haben nach wie vor einen schlechten Ruf. Dabei ist bemerkenswert, dass sie von der Öffentlichkeit mit größeren Vorbehalten betrachtet werden als von den meisten Kranken mit Neuroleptika-Erfahrung: Sie wirkten nur symptomatisch, sie dämpften nur, nähmen den Kranken ihren eigenen Willen und hätten vielfältige unerwünschte Wirkungen.

Einiges davon ist richtig, anderes nicht. Richtig ist, dass die Neuroleptika unvollkommene Medikamente sind, dass sie viele Wünsche offen, viele Hoffnungen unerfüllt lassen – auch die neuen Substanzen, die Antipsychotika der zweiten Generation, sogenannte Atypika. Mit der Entwicklung der Atypika hat in jüngerer Zeit die Bezeichnung »Antipsychotika« an Boden gewonnen. Es ist zu erwarten, dass sie sich mittelfristig durchsetzen wird.

Neuroleptika wirken spezifisch auf psychotische Symptome, ohne die Ursachen der Psychosen aufzuheben. In geringen Dosen haben sie auch beruhigende, schlafanstoßende Wirkungen. Anders als Schlafmittel und Tranquilizer wirken sie auch in hohen Dosen nicht narkotisch.

Die Besonderheit der Neuroleptika ist die therapeutische Beeinflussung von manischen, schizophrenen und körperlich begründbaren Psychosen. Sie erreichen mehr als lediglich Beruhigung und Dämpfung, die auch durch Tranquilizer oder Hypnotika herbeigeführt werden können. Sie bewirken eine Linderung und eine Besserung der teilweise quälenden psychotischen Symptome, etwa Verfolgungsangst, psychomotorische Erregung, Halluzinationen oder Denkstörungen.

Weder Schlafmittel noch Tranquilizer erreichen eine mit den Neuroleptika vergleichbare Wirkung auf psychotische Zustände. Insofern ist die im angelsächsischen Raum immer noch gebräuchliche Bezeichnung der Neuroleptika als »Major Tranquilizer« irreführend. Sie sind keineswegs »schwere« Beruhigungsmittel.

Da alle neuroleptisch wirksamen Medikamente vorrangig auf die Dopamin-2-Blockade abzielen, ist ihre Rezeptoraktivität als Einteilungsprinzip ungeeignet. Deshalb ist die Einteilung nach der chemischen Struktur nach wie vor gültig:

- Phenothiazin- und Thioxanthen-Derivate (trizyklische Neuroleptika),
- Butyrophenon-Derivate,
- Antipsychotika der zweiten Generation (atypische Neuroleptika).

Die Vertreter der ersten beiden Gruppen werden auch als konventionelle Neuroleptika bezeichnet. Die Antipsychotika der zweiten Generation haben keine einheitliche bzw. verwandte chemische Struktur.

Konventionelle Neuroleptika

Die Phenothiazine sind weltweit die verbrei- ⟵ **Phenotiazin-Derivat**
tetsten Neuroleptika. Zu ihnen gehören beispielsweise Chlorpromazin und Penazin (Taxilan) oder Perphenazin (Decentan).

Die Phenotiazine bestehen einheitlich aus einem Dreier-Ring-System mit einem Schwefel- und einem Stickstoffatom im mittleren Ring. Sie unterscheiden sich durch unterschiedliche Seitenketten und unterschiedliche Substituenten am Stickstoffatom. Die substituierten Phenotiazine haben in der Regel eine stärkere antipsychotische Wirkung als die unsubstituierten.

Die Thioxanthen-Derivate unterscheiden sich ⟵ **Thioxanthen-Derivat**
von den Phenothiazinen wesentlich dadurch, dass das Stickstoffatom im mittleren Ring durch ein Kohlenstoffatom ersetzt ist. In ihren Wirkun-

gen und Nebenwirkungen sind sie den Phenothiazinen sehr ähnlich. In diese Gruppe gehören Chlorprothixen (Truxal), Clopenthixol (Ciatyl, Clopixol) und Flupentixol (Fluanxol).

Alle Butyrophenon-Derivate leiten sich vom ⟵ **Butyrophenon-Derivate** Haloperidol ab, dessen antipsychotische Wirkung bereits 1957 aufgrund besonderer Screening-Methoden nachgewiesen wurde. Bei diesen Substanzen treten die vegetativen und Kreislaufnebenwirkungen gegenüber den extrapyramidalen in den Hintergrund. Allerdings ist diese Gruppe in ihren Wirkungen und Nebenwirkungen keineswegs einheitlich.

Die bekanntesten Vertreter dieser Gruppe sind Haloperidol (Haldol), Benperidol (Glianimon) und Pipamperon (Dipiperon). Penfluridol (Semap), das einzige orale Langzeitmedikament, ist leider nur in Österreich und der Schweiz vorhanden. Das injizierbare Fluspirilen (Imap) mit 7-Tage-Wirkung war früher sehr verbreitet.

Atypika

Die neueren Neuroleptika sind chemisch von der Struktur und vom Rezeptorprofil her uneinheitliche Substanzen. Es bleibt abzuwarten, welche sich auf die Dauer durchsetzen werden. Damit diese die wirksamsten und verträglichsten sind, bedürfen sie im klinischen Alltag genauso sorgfältiger und kritischer Beobachtung wie die konventionellen Neuroleptika.

Zu den atypischen Neuroleptika gehören die Klassiker Sulpirid (Dogmatil) und Prothipendyl (Dominal) – und vom Rezeptorprofil her eigentlich auch Thioridazin (Melleril) – sowie Clozapin (Leponex), das in Europa mittlerweile seit drei Jahrzehnten verfügbar ist.

Im letzten Jahrzehnt ist eine Reihe neuer Substanzen hinzugekommen: Zotepin (Nipolept), Risperidon (Risperdal), Olanzapin (Zyprexa), Seroquel (Quetiapin), Amisulprid (Solian), Ziprasidon (Zeldox) und Aripiprazol (Abilify).

Die neu entwickelten Neuroleptika haben große Erwartungen geweckt. Zum Teil sind sie mit unkritischer Begeisterung aufgenommen worden. Vereinzelt wurden sogar Stimmen laut, die die weitere Verwendung konventioneller Neuroleptika als Skandal oder gar als »Kunstfehler« bezeichnen, ja als »Menschenrechtsverletzung«.

Ganz so einfach ist das jedoch nicht. Nach wie vor fehlt das ideale Neuroleptikum. Nach wie vor gilt Clozapin trotz der Anwendungseinschränkungen als die wirksamste Substanz. Hinzu kommt, dass die neueren Neuroleptika trotz allgemein guter Verträglichkeit, die von den Kranken bestätigt wird, nicht ohne Probleme und schon gar nicht ohne Nebenwirkungen sind. Dennoch ist festzuhalten, dass die neu entwickelten Medikamente ohne jeden Zweifel ein Gewinn für die Schizophrenietherapie sind.

Daran ändert auch ihr Preis nichts, der aus meiner Sicht manchmal unangemessen hoch scheint. Aber dieses Problem wird sich spätestens dann erledigen, wenn der Verfahrens- bzw. Patentschutz ausläuft und Generika auf den Markt drängen.

[LITERATUR] → Auf das Buch *Atypische Neuroleptika in der Behandlung schizophrener Patienten* von D. NABER u. a. (2003) sei hier verwiesen. Es enthält alle notwendigen Informationen über den Umgang mit den neuen Substanzen, obwohl ich ihm in mancher Hinsicht eine kritischere Haltung wünschen würde.

Wirkungsqualitäten

Immer wieder wird behauptet, über die Wirkungsweise der Neuroleptika sei nichts bekannt. Das ist nicht richtig. Anders als zur Zeit ihrer Entdeckung wissen wir heute einiges über den Stoffwechsel und die Angriffspunkte der Neuroleptika im Gehirn – ebenso wie wir beispielsweise dank moderner bildgebender Verfahren wie die Positronen-Emissions-Tomographie (PET) inzwischen auch einiges über Stoffwechselveränderungen im Rahmen psychotischer Prozesse wissen. Die neuroleptisch wirksamen Medikamente greifen vor allem im Bereich des Zwischenhirns und des limbischen Systems in den Transmitter-Stoffwechsel ein und beeinflussen auf diese Weise elektrische und chemische Reizübertragungen zwischen den Nervenzellen.

Dieses komplexe System der Reizübertragung ist in vielfältiger Weise für Störungen anfällig. Bei den Psychosen aus dem schizophrenen Formenkreis herrscht heute die Vorstellung vor, dass aufgrund der Übererregung bestimmter Nervenzellen durch Krankheit, psychischen Stress und sozialen Druck – oder durch alles zusammen – bestimmte Botenstoffe, insbesondere Dopamin, vermehrt produziert und abgegeben werden und dass durch deren erhöhte Anflutung an den Rezeptoren der reizaufnehmenden Nervenzellen Störreaktionen entstehen, die sich in den bekannten Symptomen der Psychosen niederschlagen: Störungen der Wahrnehmung durch Halluzinationen, Störungen des Denkens, der Gefühle, des Antriebs.

Die Neuroleptika greifen in diese gestörten Transmitterwirkungen ein, indem sie die Aufnahmefähigkeit der reizempfangenden Nervenzellen für die entsprechenden Botenstoffe blockieren (vor allem Dopamin 2), beispielsweise indem sie selbst Verbindungen mit den Rezeptoren eingehen. Dadurch werden Symptome der schizophrenen Störung gemindert oder unterbunden. Die Wirkung der Neuroleptika bleibt symptomatisch, weil die Medikamente bislang nicht in der Lage sind, den Stoffwechsel der übererregten, vermehrt Dopamin produzierenden Nervenzellen zu normalisieren.

Das bleibt immer noch klassischen Behandlungsverfahren vorbehalten, die allerdings leider meist nicht ausreichen: Reizabschirmung, Verminderung von psychischem und gegebenenfalls auch körperlichem Stress, Vermeidung von sozialen Konfliktfeldern, stützende und entlastende Psychotherapie – und Zeit.

Durch den Eingriff der Neuroleptika in die – aus welchen Gründen auch immer gestörte Reizübertragung zwischen den Nervenzellen mit der Folge der Fehlverarbeitung von Wahrnehmungs-, Denk- und Gefühlsreizen werden die Kranken in die Lage versetzt, besser mit ihrer Störung umzugehen, individuell belastenden Situationen auszuweichen und Selbstheilungskräften ihren Lauf zu lassen.

Die geringe Spezifität der Rezeptorblockade ist jedoch für vielfältige unerwünschte Wirkungen verantwortlich.

Es wäre allerdings zu einfach, die schizophrenen Störungen einseitig mit dem dopaminergen System in Verbindung zu bringen. Zahlreiche wirksame Neuroleptika greifen in mehrere unterschiedliche Transmittersysteme ein. Clozapin, eines der wirksamsten Neuroleptika, Olanzapin und Risperidon – Letzteres gezielt – sind gerade keine selektiven Dopamin-D2-Antagonisten.

Im Gegenteil, sie leiten ihre besondere Wirksamkeit von ihrer Eigenschaft her, eine sogenannte »dirty drug« zu sein, um auf diese Weise zu einem »ausgewogenen Serotonin-Dopamin-Antagonismus« zu gelangen (selektive D2-Blockade und geringere Rezeptor-Bindungskraft). Anders als in der Frühzeit der Neuroleptika sind die zuletzt entwickelten Substanzen keine Zufallsentdeckungen mehr. Sie wurden und werden gezielt entwickelt, um optimale Wirkungen bei möglichst geringen unerwünschten Wirkungen zu gewährleisten.

Ein Problem der Behandlung mit Neuroleptika besteht darin, dass diese zu wenig spezifisch sind. Sie greifen nur sehr grob in komplexe Geschehen der gestörten Reizübertragung bei schizophrenen Erkrankungen ein. Sie blockieren zudem auch Reizübertragungsprozesse, die von der Krankheit gar nicht betroffen sind, und sie greifen wegen ihrer mangelnden Spezifität auch in Gehirnbereichen ein, die völlig andere Funktionen haben.

Auf diese Weise erklären sich beispielsweise die extrapyramidal-motorischen wie die vegetativen Nebenwirkungen. Zugleich setzen sich die Nervenzellen gegen den Eingriff in ihren Stoffwechsel durch Bildung zusätzlicher Rezeptoren zur Wehr. Es kommt zu einer »Supersensitivierung« der Zellen. Die neu gebildeten Rezeptoren bleiben zumindest teilweise auch nach Beendigung der Neuroleptikamedikation bestehen.

Es besteht Einigkeit darüber, dass Neuroleptika nicht in erster Linie zur Behandlung von Krankheiten, sondern von Zuständen, Syndromen und Zielsymptomen eingesetzt werden können.

Die wichtigsten allgemeinen Wirkungen von Neuroleptika wurden bereits in den fünfziger Jahren von Delay und Deniker beschrieben:

- psychomotorische Dämpfung,
- emotionale Ausgeglichenheit,
- affektive Indifferenz.

Die Wirkungen der Neuroleptika sind also viel breiter und unspezifischer als bei der Vielfalt der Symptome bei psychotischen Erkrankungen wünschenswert wäre.

Ein wesentliches Problem besteht darin, dass psychomotorische Dämpfung und Erzeugung von affektiver Indifferenz zwar geeignet sind, die »produktive« schizophrene Symptomatik, also die sogenannte Plussymptomatik – wie Angst, Erregung und Halluzinationen – unter Kontrolle zu bringen und Denkstörungen zu beeinflussen, jedoch besteht die Gefahr, dass die »Minussymptomatik«, etwa Antriebsstörungen, noch verstärkt wird, die bei bestimmten Verlaufsformen der Psychosen aus dem schizophrenen Formenkreis ohnehin im Vordergrund steht.

Damit können auch die Eigenwirkungen der Neuroleptika wegen ihrer mangelnden Spezifität zu unerwünschten Wirkungen werden, obwohl man sie streng genommen nicht als Nebenwirkungen bezeichnen darf.

Die Verstärkung der Negativsymptomatik durch konventionelle Neuroleptika erfolgt meist bei höherer Dosierung. In sehr niedriger Dosierung wirken auch konventionelle Neuroleptika manchmal günstig auf die Negativsymptomatik. Den atypischen Neuroleptika wird eine bessere Wirksamkeit auf die Negativsymptome zugeschrieben.

Diese günstige Wirkung betrifft die sekundären Negativsymptome, die pharmakologisch bedingt wird. Ob die primäre krankheitsimmanente Negativsymptomatik der Medikamentenbehandlung auf Dauer wirklich zugänglich ist, bleibt nach wie vor abzuwarten.

Als weitere Wirkungen sind die antidepressiven Effekte niederpotenter Neuroleptika und einzelner Substanzen der zweiten Generation zu erwähnen. Zudem wirken Neuroleptika hervorragend gegen Übelkeit und Erbrechen. Sie verstärken die Wirkung von einigen Analgetika erheblich. Außerdem lassen sie sich bei der Behandlung hyperkinetischer Bewegungsstörungen, etwa bei der Chorea Huntington, einsetzen.

Selbstverständlich hängt die Wirkung der Neuroleptika von »äußeren« Faktoren ab: Dosierung, Absorptions- und Anflutungsgeschwindigkeit im Organismus. Bei rascher Anflutung durch intravenöse Injektion kann man auch mit hochpotenten Neuroleptika wie Haloperidol psychomotorische Erregung dämpfen und Schlaf herbeiführen.

Unerwünschte Wirkungen

Neuroleptika sind Medikamente mit vielfältigen unerwünschten Wirkungen. Die geradezu »klassische« Tabellenübersicht von H. J. MÖLLER u. a. (1989) ist nach wie vor gültig. Mit Einführung der Antipsychotika der zweiten Generation haben sich lediglich die Risikoschwerpunkte von den extrapyramidal-motorischen Symptomen zu den Stoffwechselsymptomen – insbesondere Gewichtssteigerung – verlagert. Wenn auch die extrapyramidal-motorischen Nebenwirkungen mit der Entwicklung der neuen Antipsychotika etwas in den Hintergrund getreten sind, bleiben sie im Alltag dennoch nicht zu vernachlässigen. Man kann – grob – wie folgt unterscheiden:

- extrapyramidal-motorisch,
- vegetativ,
- körperlich,
- psychisch.

Dazu kommen subjektiv empfundene Begleiterscheinungen der Neuroleptikabehandlung wie Konzentrationsstörungen, Gleichgültigkeit und Antriebsarmut, von denen sich oft nicht genau sagen lässt, ob sie nun Symptom der Krankheit oder Folge der Therapie sind.

Extrapyramidal-motorische Nebenwirkungen

Zu Beginn der Behandlung ist am ehesten mit ↤ **Frühdyskinesien** »Frühdyskinesien« zu rechnen. Es handelt sich dabei um unwillkürliche Bewegungen mit Zungen-, Schlund- und Blickkrämpfen, Bewegungsstürmen der Gesichtsmuskulatur, Verkrampfungen der Kiefermuskulatur (Trismus) wie beim Tetanus sowie um andere Störungen des Bewegungsablaufes (Tortikollis, Torsionsdystonie etc.).

ABBILDUNG 7 **Unerwünschte Begleitwirkungen von Neuroleptika** (Möller / Kissling u. a. 1989)

Extrapyramidal-motorische Symptome (EPS)
Pharmakogenes Parkinsonoid, akute Dyskinesien (»Frühdyskinesien«), Akathisie, tardive Dyskinesien (»Spätdyskinesien«)

Vegetative Symptome
Mundtrockenheit, Tachykardie, Akkommodationsstörungen, Obstipation, Miktionsstörungen, vermindertes Schwitzen, Erhöhung des Augeninnendruckes (Glaukom)

Kardiovaskuläre Störungen
Hypotone Blutdruckregulationsstörungen, EKG-Veränderungen (Verlängerung der QT-Zeit, Verformung der T-Welle), Arrhythmien

---

Psychische Symptome
Müdigkeit, pharmakogene Depression

Endokrine Störungen
Galaktorrhoe, Gynäkomastie, Menstruationsstörungen, sexuelle Störungen

---

Neurologische Nebenwirkungen
Zerebrale Krampfanfälle, Delirien

Wirkungen auf Blut bildende Organe
Passagere Leukozytose, Eosinophilie, Lymphozytose, Leukopenie, Agranulozytose

---

Dermatologische Störungen
Hautallergien, Fotosensibilisierung

Hepatische Wirkungen
(Passagere) Erhöhung der Transaminasen, cholestatischer Ikterus, toxische Hepatose

Ophthalmologische Störungen
Linsen- und Hornhauttrübungen, Pigmenteinlagerungen in der Retina

Störungen der Thermoregulation
Vorübergehender leichter Temperaturanstieg (»drug fever«), starke Temperaturerhöhungen im Rahmen des sog. malignen neuroleptischen Syndroms

Stoffwechselstörungen
Verminderung der Glukosetoleranz, Diabetes Typ II, Appetitsteigerungen, Gewichtszunahme

Es handelt sich dabei um dramatische Ereignisse, die von Patienten und Angehörigen mit großer Angst erlebt werden. Eine offene Aufklärung darüber, dass sie auftreten können und wie mit ihnen zu verfahren ist, ist unverzichtbar.

Nach Ablauf der ersten Woche sollen Frühdyskinesien nur noch bei plötzlichen Dosiserhöhungen vorkommen. Im klinischen Alltag werden sie allerdings auch beim Absetzen von Neuroleptika beobachtet! Wichtig ist, dass sich der Therapeut bewusst macht, dass ihm das Auf und Ab des Medikamentenspiegels beim Patienten häufig entgeht, sofern die Medikamente nicht regelmäßig eingenommen werden. Das kommt bekanntlich auch in der Klinik häufig vor.

Alle diese Erscheinungen sprechen gut auf Antiparkinsonmittel an. Auch Trismus und Schlundkrämpfe lassen sich gut durch eine Ampulle Akineton intravenös durchbrechen. Deswegen ist es sinnvoll, Antiparkinsonmittel rechtzeitig bei Auftreten der Symptome einzusetzen, nicht jedoch vorbeugend, denn auch diese haben Nebenwirkungen. Frühdyskinesien treten bevorzugt bei der Gabe von hochpotenten Neuroleptika auf, aber selbst bei diesen kommen sie höchstens in einem Drittel der Fälle vor.

Das neuroleptisch bedingte Parkinson-Syndrom tritt in ↤ **Parkinsonoid** der Regel erst nach Ablauf der ersten Behandlungswochen auf. Es wird wie die Frühdyskinesien vorwiegend durch hochpotente Neuroleptika ausgelöst. Es ist weniger durch Muskelstarre und Zittern als durch Bewe-

gungsarmut (Akinese) charakterisiert. Zu Beginn ist die Unbeweglichkeit der Gesichtszüge (Amimie) das auffälligste Merkmal.
Der Gang wird kleinschrittig, die Mitbewegungen der Arme beim Gehen unterbleiben. Die Kranken erleben die Hypokinese als Behinderung. Sie ist für sie eine Einengung, die sie passiv erleiden und gegen die sie unter Aufbietung großer Kräfte, die ihnen ohnehin fehlen, ankämpfen müssen. Das Parkinsonoid kann durch Antiparkinsonmittel behandelt werden.

Die Akathisie ist eine Bewegungsunruhe. Der Patient klagt ⟵ **Akathisie**
darüber, dass er keine zehn Minuten sitzen kann. Er läuft unruhig hin und her und hat dabei das Gefühl, auch nicht auf der Stelle stehen bleiben zu können. Beobachter sprechen von »Trippeln«. Beim Sitzen bewegen sich Füße und Oberschenkel. Die Akathisie wird häufig als außerordentlich quälend erlebt. Der Patient klagt über starke innere Unruhe. Etwa so: »Ich kann nicht sitzen, nicht stehen und nicht liegen. Ich halte es fast nicht aus. Sogar beim Fernsehen muss ich alle paar Minuten aufspringen und hin und her laufen. Auch das hilft nicht. Meine Füße und meine Beine bewegen sich im Sitzen, ohne dass ich das will. Es ist eine Quälerei. Ich halte es bald nicht mehr aus!«

Die Akathisie ist ebenfalls häufiger bei hochpotenten als bei niederpotenten Neuroleptika. Auch bei Neuroleptika der zweiten Generation kommt sie (dosisabhängig) nicht ganz selten vor. Meist tritt sie erst nach einigen Wochen der Behandlung auf. Die Akathisie ist durch Antiparkinsonmittel *nicht* zu beeinflussen.

Es ist nicht immer leicht, zwischen einer »inneren Unruhe«, die als Symptom der Grundkrankheit auftritt, und der medikamentös bedingten Bewegungsunruhe zu unterscheiden. Sorgfältige Beobachtungen und Befragungen helfen bei der Vermeidung von Fehlern, die dem Patienten zusätzliches Leiden bringen.

Spätdyskinesien (auch tardive Dyskinesien, termi- ⟵ **Spätdyskinesien**
nale Dyskinesien) treten meist erst nach Jahren auf. Sie sind im Gegen-

satz zu allen anderen extrapyramidal motorischen Nebenwirkungen oft Dauerschäden. Sie bestehen in spontanen, nicht kontrollierbaren Bewegungen der Mund- und Gesichtsmuskulatur (Schmatzbewegungen). Schlechte Zähne oder schlecht sitzende Prothesen können diese unwillkürlichen Bewegungen verstärken. Manchmal sind aber auch andere Muskelgruppen betroffen, zum Beispiel die von Armen und Beinen. Manchmal treten Schleuderbewegungen erheblichen Ausmaßes auf (Ballismus).

Die Symptome treten oft erst nach Beendigung der Behandlung auf. Sie sind die Folge von längerer und hoch dosierter Neuroleptika-Dauertherapie. Sie sind entsprechend besonders häufig bei Patienten höheren Lebensalters. Ein abruptes Absetzen einer Dauermedikation soll die Entstehung der Dyskinesie begünstigen. Es kann aber auch sein, dass sie erst nach dem Absetzen sichtbar wird.

Zur Behandlung werden niederpotente Neuroleptika in niedriger Dosierung empfohlen. Von diesen ist allerdings zu befürchten, dass sie das Bild eher verdecken als heilen. Auch mit Tiaprid haben wir keine günstigen Erfahrungen gemacht. Das Gleiche gilt für Diazepam, das in Einzelfällen sogar zu einer Verschlimmerung geführt hat. Am überzeugendsten waren die Besserungen unter einer Begleitmedikation mit Betablockern oder der Wechsel auf Clozapin (Leponex).

Neuere Untersuchungen sprechen dafür, dass sich auch Spätdyskinesien zum erheblichen Teil zurückbilden – Voraussetzung ist allerdings, dass auf neuroleptische Medikation verzichtet wird. Nach einem Zeitraum von drei Jahren sollen sie »nur« noch in 30 Prozent der Fälle zu beobachten sein. Das Fortbestehen der psychotischen Symptomatik kann Therapeuten wie Patienten in einen schweren Zielkonflikt stürzen.

Die vegetativen Nebenwirkungen kom- ⟵ **Vegetative Nebenwirkungen** men vor allem bei niederpotenten, aber auch bei Atypika vor. Sie entsprechen jenen der trizyklischen Antidepressiva: Blutdrucksenkung und Kreislaufstabilisierung mit Beschleunigung der Herzfrequenz; Mundtrockenheit; manchmal vermehrter Speichelfluss (eigentlich ein Symptom des Parkinson-Syndroms). Die Blutdrucksenkung ist besonders dann unangenehm, wenn sie mit einer *orthostatischen Regulationsstörung* verbunden ist.

Obwohl Neuroleptika antiemetisch wirken, kommen Übelkeit und Erbrechen als Nebenwirkungen vor. Klagen über Schwindel sind häufig. Auch Klagen über Herzklopfen, Herzengegefühle und Kopfschmerzen kommen vor. Akkommodationsstörungen verlangen ebenso wie bei Antidepressiva besondere Vorsicht bei erhöhtem Augeninnendruck. Bei Prostatahyperplasien kann es durch die zusätzliche Gabe von niederpotenten Neuroleptika und von Antidepressiva zu *Miktionsstörungen* kommen, weil diese Mittel eine Erschlaffung des Detrusors und einen Spasmus des Blasensphinkters bewirken.

Wegen der Kreislaufbeeinträchtigung ist bei niederpotenten Neuroleptika die Gefahr einer Thrombose erhöht. Zur Vorbeugung empfehlen sich Gymnastik und Bewegung (keine Bettruhe!). Alle diese Wirkungen sollen weniger ausgeprägt sein als bei Antidepressiva.

Eine Besonderheit der Neuroleptika sind Störungen der Temperaturregulation in Form von Fieber oder Absinken der Temperatur. Hyperthermien sind dann gefährlich, wenn sie verkannt werden, insbesondere wenn der Kranke psychomotorisch erregt ist (Fixieren ist dann lebensgefährlich!). Bei Hyperthermien sollte das Medikament abgesetzt oder auf ein hochpotentes Neuroleptikum (etwa Haldol) umgesetzt werden. Bei Fieberzuständen unter Neuroleptika ist immer an die Möglichkeit der Hyperthermie zu denken!

Thrombosegefahr und Hyperthermie sind meines Erachtens die wichtigsten Argumente gegen die »Schlafkur«, die von Patienten nicht selten gewünscht wird.

Unter den somatischen Nebenwir- ⟵ **Somatische Nebenwirkungen**
kungen sind zahlreiche uneinheitliche Phänomene zusammenzufassen. Die Krampfschwelle wird besonders durch niederpotente Neuroleptika

gesenkt, sodass es zu zerebralen Krampfanfällen kommen kann. Delirante Syndrome können – vor allem beim älteren Menschen – auftreten. Arzneimittelexantheme und Fotosensibilisierung (Vorsicht in der Sonne!) sind ebenso beschrieben wie Pigmentablagerungen in der Hornhaut und in der Linse. Vereinzelt wird das Reizleitungssystem des Herzens beeinträchtigt (QT-Zeit-Verlängerung), auch bei den neueren Antipsychotika.
Von besonderer Bedeutung für die Patientinnen und Patienten ist die starke Gewichtszunahme, die bei langer Neuroleptikagabe häufig auftritt. Sie tritt bei den atypischen Neuroleptika sogar häufig und besonders ausgeprägt auf und kann dazu führen, dass die Kranken die weitere Behandlung verweigern. Übergewicht ist nicht allein eine ästhetische Angelegenheit. Es begünstigt die Entwicklung einer diabetischen Stoffwechsellage und den Typ-II-Diabetes, der im Zusammenhang mit den Atypika zunehmend Sorge bereitet.
Störungen der Leberfunktion führen im Extremfall durch Rückstauung der Gallenflüssigkeit zu einem Ikterus. Ein Anstieg der Transaminasen und der alkalischen Phosphatase wird verhältnismäßig häufig beobachtet (mit einem Gipfel in der zweiten bis vierten Behandlungswoche). Meist bildet sich die Störung der Leberfunktion zurück. Reduktion der Medikation oder Wechsel des Neuroleptikums (andere chemische Gruppe!) empfiehlt sich jedoch, soweit vertretbar. Die Serologie bedarf dann laufender Kontrolle.
Vorübergehende Blutbildveränderungen im Sinne von Leukopenien kommen vor. Agranulozytosen sind selten. Wenn sie jedoch auftreten, sind sie lebensgefährlich. Eine regelmäßige Blutbildkontrolle ist deshalb erforderlich. Agranulozytosen sollen vor allem bis zur sechzehnten Behandlungswoche auftreten.
Libido und Potenz sind nicht selten herabgesetzt. Bei Frauen kann es zum Ausbleiben der Regel kommen. Die Galaktorrhoe (Milchabsonderung) ist nicht ganz selten. Sie kommt auch bei Männern vor. Diese unerwünschte Wirkung steht in unmittelbarem Zusammenhang mit der

eigentlichen biochemischen Wirkung der Neuroleptika (Prolaktinerhöhung). Von praktischer Bedeutung ist auch die Darmträgheit (Megakolon).

Bei interkurrenten körperlichen Erkrankungen verstärken sich häufig die Neuroleptika-Nebenwirkungen. Nicht selten wird ein Bild von Müdigkeit bis zur Benommenheit sichtbar. Ataxie und Tremor treten auf. Interkurrente körperliche Erkrankungen geben deshalb immer zur Überlegung Anlass, ob die Dosierung des Neuroleptikums nicht vermindert werden muss.

Unter Neuroleptikabehandlung treten in Einzelfällen delirante Syndrome auf. ⟵ **Delirante Syndrome** Diese Gefahr tritt bei hoher Dosierung und bei älteren Patienten verstärkt auf. Das Bild wird von Desorientiertheit, Verwirrung, motorischer Unruhe, Halluzinationen und Denkstörungen gekennzeichnet. Es fehlen in der Regel vegetative Symptome, etwa Temperaturstörung und Schwitzen, wie sie für das Alkoholdelir typisch sind.

Es gibt Hinweise dafür, dass solche deliranten Syndrome bei zu hoher Dosierung und zu schneller Aufdosierung insbesondere bei der Behandlung von schizophrenen Psychosen zunehmen. Sie sind bei Kranken, die ohnehin unter Sinnestäuschungen und Wahngedanken leiden, nicht ganz einfach zu erkennen. Die Behandlungsmethode der Wahl ist, wenn irgend möglich, die drastische Reduktion der Dosierung bzw. der vorübergehende Verzicht auf die medikamentöse Behandlung.

Delirante Syndrome treten auch bei der Behandlung mit Antidepressiva und nach Akineton auf.

Das maligne neuroleptische Syndrom ist eine ⟵ **Maligne Syndrome** seltene Komplikation der Behandlung mit Neuroleptika. Das Krankheitsbild hat klinisch Ähnlichkeit mit der bösartigen (perniziösen) Katatonie. Es ist gekennzeichnet durch eine allgemeine Starre und Bewegungslosigkeit wie dem katatonen Stupor, durch Temperaturerhöhung, durch eine meist drastische Erhöhung der Kreatin-Phosphor-Kinase

(CPK), der SGOT, der LDH sowie durch eine Leukozytose mit Linksverschiebung. Differenzialdiagnostisch ist auch an eine Virusenzephalitis zu denken. Das maligne neuroleptische Syndrom soll in 20 Prozent der beschriebenen Fälle einen tödlichen Ausgang genommen haben.

Die Behandlung erfolgt durch sofortiges Absetzen der Neuroleptika und durch intravenöse Behandlung mit Dantrolen (Dantamarcin) oder andere Muskelrelaxantien. Daneben ist eine unterstützende internistische Behandlung nötig: Senkung der Temperatur, Ausgleich des Flüssigkeits- und Elektrolythaushaltes, Behandlung interkurrenter Infektionen.

Psychische Nebenwirkungen

Unter der Behandlung mit Neuroleptika treten neben Müdigkeit, Konzentrationsstörungen auch depressive Verstimmungszustände auf. Es ist allerdings nicht sicher, ob es sich dabei wirklich um eine pharmakogene Depression handelt. Depressive Verstimmungszustände treten auch im Fall der unbehandelten Psychose auf.

Die Sedierung ist beim psychomotorisch erregten ⟵ **Übersedierun**
Kranken eine erwünschte Wirkung der Neuroleptika. Aber nur ein Teil der Kranken ist unruhig und erregt. Für sie werden die dämpfenden Eigenschaften der Neuroleptika zu unerwünschten Wirkungen, die zum Teil als erhebliche Beeinträchtigung empfunden werden. Diese Nebenwirkung wird nicht als »gesunde« Müdigkeit erlebt, die zu Schlaf und nachfolgender Erfrischung führt, sondern als »Dämpfung, als Passivierung, als körperliche Missempfindung«. Entsprechend muss sie als Nebenwirkung ernst genommen und, wo immer möglich, durch Medikamentenreduktion oder durch Umstellung beseitigt oder wenigstens gemildert werden.

Kontraindikationen für den Einsatz von Neuroleptika sind eher relativ als absolut. Das gilt für Prostatahyperplasie und Glaukom. Vorsicht ist bei hirnorganischen Veränderungen und Arteriosklerose am Platz. Vorsicht gilt allgemein bei älteren Menschen.

Die Neuroleptika haben eine große therapeutische ⟵ **Vergiftungen**
Breite. Deswegen treten Vergiftungserscheinungen erst bei starker Überdosierung auf. Sie sind zu behandeln wie narkotische Vergiftungen. Bewusstseinsgetrübte und bewusstlose Patienten gehören auf eine Intensivstation. Bemerkenswert ist, dass Neuroleptika so gut wie nicht dialysiert werden können.

Laborkontrollen bei der Behandlung mit Neuroleptika und Antidepressiva sind zwingend notwendig, dazu gehören routinemäßige Untersuchungen von Puls und Blutdruck, Blutbild, Kreatinin und Harnstoff sowie Transaminasen und bei älteren und herzvorgeschädigten Patienten EKGs sowie vor Behandlungsbeginn und nach vier Wochen ein EEG. Bei Gewichtszunahme und bei Atypika Blutfette und Blutzucker. Die Abstände der Untersuchungen müssen zunächst kurz, können später länger sein (Produktinformationen beachten).

ABBILDUNG 8 Routine- und Laborkontrollen

Blutbild:
1.–16. Woche: 7- bis 14-täglich (bei Leponex und Melleril alle 7 Tage obligatorisch!)
4.–6. Monat: monatlich
danach vierteljährlich

Puls und Blutdruck:
zu Beginn täglich; nach Einstellung monatlich; später bei jedem Arztbesuch

Kreatinin, Harnstoff:
vierteljährlich, bei Dauerbehandlung halbjährlich

Transaminasen:
vierteljährlich

EKG:
zunächst vierteljährlich, später halbjährlich (Melleril öfter)

Gewicht:
regelmäßig

Blutzucker und Blutfette:
monatlich, nach 3 Monaten halbjährlich

Die notwendigen Laborkontrollen sollten auch vor Beginn der Behandlung vorgenommen werden. Manche Kliniken empfehlen die wöchentliche Blutbildkontrolle in der Anfangsphase. Wichtig ist die sofortige Blutbildkontrolle beim Auftreten von Symptomen körperlicher Erkrankung, insbesondere aber bei Infekten aller Art.

Bei den neueren Neuroleptika ist eine differenzierte Betrachtung der Risiken notwendig. Die Neuentwicklungen beinhalten weniger das Risiko von Blutbildschäden als vielmehr jenes der QT-Zeit-Verlängerung am Herzen und das Risiko von Leberschäden und vor allem Typ-II-Diabetes.

Medikamentenwahl und Dosierung

Die Zahl der auf dem Markt angebotenen Neuroleptika ist groß und unübersichtlich. Die Generika nicht mitgerechnet, existieren etwa 30 konventionelle Neuroleptika und, je nach Zählweise, 8–12 Atypika der zweiten Generation.

Für den Alltag gilt es, sich bei der Wahl des Mittels zu entscheiden. Das fällt schwer, da überzeugende Hinweise für spezifische Wirkungsqualitäten unterschiedlicher Substanzen fehlen. Eine Ausnahme stellt Leponex (Clozapin) dar, das immer noch als wirksamste antipsychotische Substanz gilt. ➘ Leponex, Seite 102

Auch die anderen Antipsychotika der zweiten Generation eröffnen möglicherweise neue Perspektiven. Die Diskussion darüber ist noch nicht abgeschlossen. Wirksamer als die konventionellen Neuroleptika sind sie in Bezug auf die antipsychotische Wirkung wahrscheinlich nicht.

Die Ergebnisse der unabhängigen CATIE-Langzeitstudie (2005) sind eher ernüchternd. Über die künftige Entwicklung werden Verträglichkeit und Nebenwirkungen entscheiden.

Allerdings hängt es gelegentlich von der Indikation ab, ob eine bestimmte Wirkung erwünscht oder unerwünscht ist. So kann die Sedierung bei unruhigen, innerlich gespannten Kranken durchaus erwünscht sein. Bei antriebsgestörten und innerlich zurückgezogenen Kranken jedoch ist sie ebenso fraglos unerwünscht.

Allen Ärztinnen und Ärzten sei empfohlen, sich für eine begrenzte Zahl von Standardneuroleptika zu entscheiden. Durch die Beschränkung auf wenige Präparate ist es möglich, zwischen vermeidbaren und unvermeidbaren Nebenwirkungen, zwischen Krankheitssymptomen und Medikamentennebenwirkungen zu unterscheiden. So kann ein Gefühl für diese Medikamente entwickelt werden, das uns bei Störungen und Unregelmäßigkeiten schon warnt, bevor diese für die rationale Beobachtung zugänglich werden.

Nach der Einführung der atypischen Neuroleptika befinden wir uns in einer Übergangssituation. Die neuen Substanzen haben geringere unerwünschte Wirkungen als die alten – zumindest im extrapyramidal-motorischen System. Aber sie scheinen stärkere negative Auswirkungen auf den Stoffwechsel von Kohlenhydraten und Fetten zu haben und die Entwicklung des Typ-II-Diabetes zu begünstigen.

Die derzeit herrschende Meinung betrachtet die Antipsychotika als Medikamente der ersten Wahl. Ich bin mir da nicht so sicher. Auf jeden Fall sind einzelne hochpotente konventionelle Neuroleptika schon wegen ihrer großen therapeutischen Breite und ihrer geringen Kreislaufwirkungen in Akutsituationen unverzichtbar. Medikamente der Wahl könnten sein:

- ein hochpotentes konventionelles Neuroleptikum, etwa Haloperidol,
- ein Antipsychotikum der zweiten Generation, zum Beispiel Olanzapin, sowie
- Dipiperon und Quetiapin als sedierende Neuroleptika.

Man kann sich ohne Qualitätsverlust auch anders entscheiden, aber drei bis vier Standardneuroleptika sollten reichen.

Die Dosierungsrichtlinien für den Einsatz von Neuroleptika ⟵ **Dosis** variieren stark. Das hat vor allem zwei Gründe: die unterschiedliche Empfindlichkeit verschiedener Patienten und die große therapeutische Breite, die viele Therapeuten in den vergangenen Jahrzehnten immer wieder zu abenteuerlichen Dosierungen verleitet hat. (Hochpotente) Neuroleptika sind entgegen einem weit verbreiteten Vorurteil außerordentlich sichere Medikamente; die Orientierung an den Nebenwirkungen, die die oberen Dosisgrenzen bei den meisten Medikamenten bestimmt, verfehlt bei den Neuroleptika allerdings häufig das Behandlungsziel.

Es gibt Hinweise darauf, dass heute in manchen Kliniken in Akutsituationen immer noch 30 mg Haloperidol pro Tag gegeben werden, während in den sechziger Jahren 3 mg als noch ausreichend erschienen. Glücklicherweise ist die Tendenz in den letzten Jahren gegenläufig. Es lohnt durchaus, es mit Dosierungen von 3 bis unter 10 mg zu versuchen. Die mittleren Dosierungen klassischer Neuroleptika werden aus historischen Gründen eher zu hoch angegeben, die von teuren Antipsychotika der zweiten Generation aus kommerziellen Gründen eher zu niedrig. In jedem Fall gilt es, die individuell verträglichste Dosis für jeden Kranken zu suchen und zu finden.

Die in der Übersichtstabelle angegebenen Dosen sind Anhaltspunkte, mehr nicht. Sicher ist aber, dass jene Neuroleptika, für die Tagesdosen von mehr als 150 mg angegeben sind – die klassischen niederpotenten Neuroleptika – in Akutsituationen wegen ihrer Kreislaufrisiken problematisch sind. Die klassischen hochpotenten Neuroleptika werden in ein- bis zweistelligen mg-Dosen verabreicht. Dabei ist anzumerken, dass der Begriff der Potenz, der sich auf die Dosis bezog, bei der mit extrapyramidal-motorischen Nebenwirkungen zu rechnen ist, durch die Atypika eigentlich in die Psychiatriegeschichte verwiesen worden ist.

ABBILDUNG 9 **Übersichts- und Umrechnungstabelle für Neuroleptika**
(nach Haase 1977, Dosisangaben in mg)

Handelsname	Orale Dosis pro Tag	Neurolept. Potenz	Freiname (generic name)
Protactyl/Prazine	600	1/3 – 1/2	Promazin
Dogmatil	600		Sulpirid
Solian	100 – 1200		Amisulprid
Dipiperon	400		Pipamperon
Melleril	400		Thioridazin
Seroquel	50 – 750		Quetiapin

Handelsname	Orale Dosis pro Tag	Neurolept. Potenz	Freiname (generic name)
Taxilan	400	1/2 – 2/3	Perazin
Neurocil/Nozinan	350	2/3 – 4/5	Levomepromazin
Truxal	350		Chlorprothixen
Nipolept	250		Zotepin
Leponex	200		Clozapin
Ciatyl	150		Clopenthixol
Zeldox	40 – 160		Ziprasidon
Decentan	32	10	Perphenazin
Zyprexa	10 – 20		Olanzapin
Abilify	10 – 30		Aripiprazol
Stelazine	20		Trifluperazin
Orbinamon	20	20	Tiotixen
Dapotum/Lyogen	10	bis 50	Fluphenazin
Fluanxol	6		Flupentixol
Orap	6		Pimozid
Risperdal	4 – 6		Risperidon
Haldol	5		Haloperidol
Glianimon	3	400	Benperidol

Nach welcher Behandlungsdauer ist ein Wirkungseintritt zu erwarten? Bei der Behandlung depressiver Erkrankungen gehört es zum fachlichen Allgemeinwissen, dass beim Einsatz von Antidepressiva mit einem Wirkungseintritt erst nach rund drei Wochen zu rechnen ist – bei der Behandlung mit Antipsychotika ist eine solche Geduld ebenfalls nötig.

⟵ **Dauer**

Dass Ungeduld bei der Behandlung mit Neuroleptika zu vorschnellem Medikamentenwechsel, zu Polypragmasie und damit zum Verspielen therapeutischer Chancen führt, ist zu wenig bekannt: Auch die Wirkung von Neuroleptika auf die meisten psychotischen Symptome tritt erst mit einer Verzögerungszeit von einer bis drei Wochen ein. Lediglich die Wirkung auf die Gespanntheit, Aggressivität und motorische Erregtheit tritt rasch ein. Gelegentlich verschwinden auch Halluzinationen schon nach wenigen Tagen.

MERKE → Eine sechswöchige Behandlung unter Standardbedingungen reicht nicht aus, um eine »Therapieresistenz« gegenüber dem gewählten Medikament festzustellen. Und: Eine Dosissteigerung bringt keine besseren Ergebnisse.

Der Sonderfall »Leponex«

Das Clozapin (Leponex) nimmt eine Sonderstellung unter den Neuroleptika ein. Anfang der siebziger Jahre stellte es die große Hoffnung für Patienten und Therapeuten dar: ein Neuroleptikum ohne extrapyramidal-motorische Begleitwirkungen, wahrscheinlich auch ohne die Gefahr einer Spätdyskinesie. Die Kranken, die es erhielten, fühlten sich wie »abgeschirmt«. Ein Durchbruch war erzielt. Dann kamen Meldungen der Veränderungen des weißen Blutbildes, vereinzelt auch über tödliche Zwischenfälle. Das Indikationsspektrum von Leponex musste drastisch eingeschränkt werden. Es konnte kein Standardmedikament bleiben.

Unter dem Eindruck eines Todesfalles in der eigenen Klinik warnte ich in einem früheren Buch zum Thema, Leponex solle keine praktische Verwendung mehr finden. Aber alle Versuche, ein Nachfolgepräparat zu entwickeln, das die günstigen Eigenschaften des Clozapin ohne Gefahr zum Tragen kommen lässt, sind gescheitert (FINZEN 2003).

Vor diesem Hintergrund stellt sich die Risiko-Nutzen-Analyse für den Einsatz von Leponex zwar anders dar als in den siebziger Jahren, allerdings müssen wir sehen, dass Risiken bestehen bleiben. Die sorgfältige Beobachtung der mit Leponex behandelten Patientinnen und Patienten ist unabdingbar:

Da einerseits die Prognose einer möglichen Blutzellschädigung durch Leponex umso günstiger ist, je früher sie entdeckt wird, und andererseits die individuelle Prädisposition nicht vordiagnostiziert werden kann, muss das weiße Blutbild vor und während der ersten 18 Wochen der Behandlung mindestens wöchentlich kontrolliert werden. Das heißt: Das Differenzialblutbild vor Therapiebeginn und anschließend die Kontrolle der Gesamtleukozytenzahl während 18 Wochen ist unverzichtbar. Danach sind diese Kontrollen in monatlichen Abständen oder sofort bei Auftreten erster Symptome einer Infektion vorzunehmen. Der Patient ist anzuhalten, in letzterem Fall unverzüglich seinen Arzt aufzusuchen. Bei einer Unterbrechung der Behandlung mit Leponex von mehr als einem Monat gelten die gleichen Regeln wie beim Behandlungsbeginn. Beim Auftreten einer Granulozytopenie muss die Behandlung mit Leponex sofort abgebrochen werden.

Zusätzlich ist zu beachten, dass Leponex bei der Erstmedikation zwingend einzuschleichen ist: Erstdosierung 6,25 mg. Leponex sollte nicht mit Tranquilizern kombiniert werden. Bei der Kombination sind Atemdepressionen beobachtet worden.

Wir müssen uns jedoch bewusst sein, dass auch ein scheinbar sicheres Überwachungs- und Kontrollsystem nicht ohne Lücken ist. Ein Kranker, den wir nach gründlicher Aufklärung mit der Clozapin-Medikation entließen, erhielt einen Tag danach von seinem Hausarzt wegen rheumatischer Beschwerden ein Butazolidin-Präparat dazuverordnet, das selbst ein hohes Agranulozytose-Risiko hat.

Die ängstliche Fixierung auf die Risiken des Clozapin darf nicht darüber hinwegtäuschen, dass auch bei anderen trizyklischen Neuroleptika Agranulozytosen vorkommen. Blutbildkontrollen und klinische Beobachtung müssen bei ihnen ebenso sorgfältig sein. Auf der anderen Seite ist unbestreitbar, dass Clozapin derzeit nur einen beschränkten, wenn auch wichtigen Indikationsbereich hat: Therapieresistenz gegenüber anderen Neuroleptika, Überempfindlichkeit im Bereich von extrapyramidal-motorischen Nebenwirkungen und psychotische Symptome bei bereits bestehender oder sich anbahnender Spätdyskinesie.

Bei allen Kranken, die sich unter der Behandlung mit zwei konventionellen Neuroleptika oder Antipsychotika der zweiten Generation nicht befriedigend entwickeln, ist ein Behandlungsversuch mit Clozapin auf jeden Fall angezeigt.

Behandlung bei Psychosen aus dem schizophrenen Formenkreis

Es gibt keine einheitliche »Schizophrenie«. Es gibt eine Vielfalt von seelischen Störungen, die Eugen Bleuler zu Anfang des 20. Jahrhunderts als Gruppe der Schizophrenien zusammengefasst hat. Sie sind in ihrem Erscheinungsbild und ihrem Verlauf so unterschiedlich, dass immer wieder zur Diskussion steht, ob alle unter diesem Oberbegriff zusammengefassten Störungen tatsächlich auch in eine Gruppe gehören.

Weil die Erkrankungen aus dem schizophrenen Formenkreis ein so uneinheitliches Bild bieten, ist eine einheitliche medikamentöse Behandlung genauso wenig möglich wie eine einheitliche Psychotherapie oder Soziotherapie. Es besteht Einigkeit, dass bei diesen Störungen nicht die Krankheit behandelt wird, sondern Krankheitszustände. Dementsprechend darf man die neuroleptische Therapie nicht überfordern. Man muss sich immer wieder bewusst machen, dass man mit den Medikamenten nur bestimmte Zielsymptome erreicht.

So kann es erwünscht sein, psychomotorische Dämpfung und affektive Indifferenz beim Patienten zu erreichen, wenn er an einer produktiven schizophrenen Symptomatik leidet – etwa Angst, Erregung und Halluzinationen. Aber die Gefahr besteht, dass auf diesem Wege die Minussymptomatik noch verstärkt wird – etwa die Antriebsstörungen, die bei bestimmten Formen dieser Psychosen ohnehin im Vordergrund stehen. Die Begriffe der Plus- und Minussymptomatik sind eingängig. Sie sollten aber nicht zu einer undifferenzierten Betrachtung des Zustandsbildes der Kranken verleiten oder gar dazu verführen, Neuroleptika schematisch in zwei Gruppen einzuteilen: solche, die bei der Plus-, und solche, die bei der Minussymptomatik wirken.

Man könnte sagen, dass die Neuroleptika in mancher Hinsicht wirken wie früher die langfristige Hospitalisierung: Sie führen günstigenfalls zu Beruhigung und Stabilisierung, ungünstigenfalls zu Apathie und zu Hospitalisierungsschäden. Aus diesem Grund haben verantwortungsbewusste Pharmakotherapeuten von Anfang an und immer wieder betont, dass die medikamentöse Behandlung nur ein Teil der Schizophrenietherapie sein kann. Sie muss immer von Psychotherapie und Soziotherapie getragen werden.

Zu bedenken ist, dass eine emotional gespannte Atmosphäre, die auch durch psychotherapeutische Maßnahmen oder forcierte Rehabilitationsversuche gefördert werden kann, produktive Symptome provoziert und so zu einer Verschlimmerung oder einem Rückfall beiträgt. Das Gleiche gilt für ein emotional geladenes Stationsmilieu, therapeutische Wohngemeinschaften und für eine angespannte Familiensituation.

Es gibt vielfältige Vorstellungen davon, in welcher Weise die neuroleptische Medikation dem Kranken über die reine Symptomunterdrückung hinaus hilft. Am überzeugendsten scheint mir folgende zu sein: Sie macht ihn dickfelliger. Er reagiert weniger empfindlich auf Außen- und Innenreize. Da er durch sein Leiden verwundbarer ist als andere Menschen, hilft sie ihm, sich gelassener mit Konflikten in emotional aufgeladenen Situationen auseinanderzusetzen. Von einer Hilfe bis zur Abstumpfung gegenüber Außen- und Innenreizen ist es nicht sehr weit, und hier liegt die Gefahr der Anwendung.

Im Übrigen besteht Einigkeit darüber, dass eine Schizophrenietherapie ohne den Einsatz von Psychopharmaka heute unter normalen Bedingungen nicht möglich ist. Unter »normalen Bedingungen« ist hier zu verstehen: im weitgehend offenen psychiatrischen Krankenhaus, in der Familie, im beschützenden Wohnheim, in der beschützenden Wohngruppe, im betreuten Einzelwohnen.

Um nicht missverstanden zu werden: Ich will nicht sagen, dass die Betroffenen bei psychotischen Störungen ohne Medikamente nicht leben können oder dass die Symptome ohne medikamentöse Behandlung nicht oft auch abklingen. Aber bei einem Verzicht auf medikamentöse Behandlung muss heute der Verlust der erworbenen und zugewiesenen sozialen Rollen für den Patienten in Beruf, Familie und Bekanntenkreis sowie unverhältnismäßiges Leiden befürchtet werden.

Bei den Psychosen aus dem schizophrenen Formenkreis ist ⟵ **Diagno:** die Forderung nach einer gründlichen Diagnostik von besonderer Bedeutung, weil die Neuroleptikatherapie die Symptomatik rasch und nachhaltig verändern kann. Die Sicherung der Diagnose ist manchmal schon wenige Tage nach Behandlungsbeginn nicht mehr möglich. Eine falsche Diagnose hat deshalb schwerwiegende Konsequenzen.

Die Schizophreniediagnose ist nur dann leicht zu stellen, wenn das Krankheitsbild akut und eindeutig ist. Es gibt aber einen breiten Grenzbereich zwischen Krankheit und Gesundheit, in dem selbst der erfahrene Diagnostiker kein sicheres Urteil abgeben kann. Bei solchen Grenzzuständen, zu denen auch die sogenannten schizophrenieformen Störungen gehören, darf nur eine Verdachtsdiagnose gestellt werden. Klarheit schafft dann nur die sorgfältige Beobachtung des weiteren Verlaufs. Der Einsatz von Neuroleptika kommt unter diesen Bedingungen nur mit größter Zurückhaltung und in niedriger Dosierung in Betracht.

Antipsychotika bei akuten Psychosen

Die akute schizophrene Psychose mit Symptomen wie Angst, psychomotorischer Erregung, Halluzinationen, Verfolgungsideen und Denkstörungen wird nach wie vor zunächst mit hochpotenten Neuroleptika behandelt. Nach der Krankenhauseinweisung kann eine Eingewöhnungsphase abgewartet werden, bevor mit der medikamentösen Therapie begonnen wird. Häufig kommt es schon zu einer Beruhigung der akuten Symptomatik, wenn der Patient von dem Milieu und den Umständen entlastet ist, in denen sich sein Zustand krisenhaft zugespitzt hat.

Diese Beruhigung wirkt sich jedoch eher auf die Höhe der Medikation aus als auf die Frage, ob überhaupt medikamentös behandelt werden soll. Bei Frühdiagnosen oder bei Rückfällen ist es gar nicht selten, dass der Patient noch während der Verschlimmerungsphase eingewiesen wird. Dann führt das Abwarten manchmal innerhalb von Stunden zu einer deutlich sichtbaren Verschlechterung seiner Leidenssituation. An eine gleichartige Entwicklung muss man auch denken, wenn ein Kranker mit einer beginnenden schizophrenen Psychose in ambulante Behandlung kommt.

Bei akuter psychomotorischer Erregung, bei quälenden Wahnsymptomen unter Verfolgungsideen sowie bei starker Angst sollte man die intravenöse Injektion von Haldol mit einer Anfangsdosierung bei körperlich gesunden Erwachsenen von 5 mg bevorzugen, ansonsten reichen oft auch 3 mg.

An vielen Orten hat sich die Erstbehandlung mit Antipsychotika der zweiten Generation durchgesetzt, obwohl die Verabreichung der optimalen Dosierung nicht selten mit Kreislaufreaktionen verbunden ist.

Beim akuten Erregungszustand, der einer beruhigenden psychotherapeutischen Maßnahme nicht zugänglich ist, können weitere 5–10 mg Haldol injiziert werden; gegebenenfalls anschließend bis zu 10 mg Valium *langsam* intravenös. Auch die orale Gabe von Tranquilizern bewährt sich.

Auf diese Weise wird meist Entspannung und innere Beruhigung erreicht, häufig auch – aber bei weitem nicht immer – vorübergehender Schlaf. Eine Überwachung der Kreislaufverhältnisse bei solchen Maßnahmen ist eine Selbstverständlichkeit. Wenn ein Patient medikamentös in Schlaf versetzt wird, muss ein ausgebildeter Pfleger oder eine Schwester am Bett bleiben und ein Arzt unmittelbar erreichbar sein.

Der katatone Stupor ist ein lebensbedrohliches Krankheitsbild. ↩ **Stupor**
Manchmal löst er sich unter einer einzelnen Injektion eines hochpotenten Neuroleptikums, oft aber ist er therapeutischen Bemühungen nur

schwer zugänglich. Unter Nahrungs- und Flüssigkeitsverweigerung und Entwicklung von zentralen Temperaturen kann der Zustand bösartig (perniziös) werden und zum Tode führen. Die Differenzialdiagnose zum malignen neuroleptischen Syndrom muss gestellt werden.

Für die Behandlung sind sorgfältige Pflege, eine freundliche Umgebung und stützende Zuwendung ohne Aufdringlichkeit eine Grundvoraussetzung. Flüssigkeits- und Elektrolythaushalt müssen überwacht werden. Flüssigkeit muss gegebenenfalls intravenös zugeführt werden. Eine Pneumonieprophylaxe durch krankengymnastische Übungen, eventuell passiv, muss gewährleistet sein; eine Thromboseprophylaxe ebenfalls.

Eine konsequente Behandlung mit hochdosierten, hochpotenten Neuroleptika oder wenig sedierenden Neuroleptika der zweiten Generation – manchmal mit Unterstützung von Tranquilizern – bringt unter den genannten Voraussetzungen fast immer Besserung.

Die Katatoniebehandlung ist dem erfahrenen Therapeuten vorbehalten. Bei Therapieresistenz und Lebensgefahr ist die perniziöse Katatonie die einzige Indikation zur Elektrokrampfbehandlung im Rahmen der Schizophreniebehandlung geblieben. ⟶ Akutbehandlung, Seite 106

Therapieziele

Ziel der medikamentösen Behandlung ist es, längerfristig die schizophrenen Symptome zu unterbinden oder doch wenigstens zu kontrollieren, ohne den Patienten sozial und emotional handlungsunfähig zu machen. Um das zu gewährleisten, ist es nach der Anfangsbehandlung notwendig, eine entsprechende Dosierung der Medikamente für eine längere Behandlung zu suchen. Günstigenfalls sollen die Medikamente von quälenden Symptomen befreien, ohne zur Apathie zu führen. Die Behandlung soll möglichst nebenwirkungsfrei verlaufen; ausreichender Nachtschlaf soll gesichert sein.

Dazu empfiehlt es sich, die Anfangsdosierung – wenn diese sich als ausreichend erwiesen hat – möglichst bald schrittweise wieder zurückzunehmen, um das vertretbare Minimum an Medikation zu testen. Um den Schlaf sicherzustellen, empfiehlt es sich, die Abenddosis auf 21 oder 22 Uhr zu verschieben oder die Tagesmedikation ungleich mit Schwergewicht auf die Abendmedikation zu verteilen.

Müdigkeit muss anfangs oft in Kauf genommen werden (mit dem Patienten besprechen!). Sie kann nach aufregenden Tagen und Wochen vor Behandlungsbeginn sogar erwünscht sein. Der Patient erlebt eine regressive Phase zu Hause oder im Stationsmilieu, aus der er sich mit Unterstützung der Therapeuten oder der Angehörigen allmählich wieder herausentwickelt. Nach der Anfangsphase ist allerdings darauf zu achten, dass mangelnder Antrieb nicht überhandnimmt: Teilnahme am Stationsgemeinschaftsleben, an der Beschäftigungstherapie und an anderen Aktivitäten müssen erreicht werden.

Bei vorherrschender Antriebsstörung und sozialer Zurückgezogenheit ist guter Rat immer noch teuer. Die wenigen Neuroleptika, die eine aktivierende Wirkung versprechen, bewirken in aller Regel nur innere Unruhe. Der Einsatz von Antidepressiva, der in solchen Fällen empfohlen wird, ist nicht ungefährlich, denn er erreicht manchmal einen Umschlag der negativen in eine produktive Krankheitssymptomatik. Er ist in jedem Fall dem erfahrenen Therapeuten innerhalb der stationären Behandlung vorbehalten.

Die größte Hoffnung bilden bei diesen Störungen bislang hochpotente Neuroleptika in niedriger Dosierung oder Clozapin. Mit der Einführung der Atypika sind wir möglicherweise einen Schritt vorangekommen. Die Hoffnung besteht hier in Ausnützung der »antiautistischen und antipsychotischen« Wirkung dieser Medikamente, denn diese Störungen müssen letztlich als Ursache der Antriebsstörung verstanden werden. Gleichzeitig ist soziale Stimulierung durch Gruppenarbeit und Beschäftigung unabdingbar. Gerade dies ist für die Therapeuten, die mit emotional gleichgültigen, antriebsgestörten Kranken arbeiten müssen, ein ständig frustrierendes Erlebnis.

Den professionellen Umgang mit der eigenen **Therapeutische Haltung** Hilflosigkeit oder Resignation muss jede helfende Person lernen. Wir müssen uns darüber bewusst sein, dass die Kapitulation vor den Symptomen für die Ansammlung von Langzeitpatienten mit Psychosen in der Vergangenheit in psychiatrischen Krankenhäusern und heute in Dauerwohnheimen verantwortlich ist. Hier sind Geduld und Beharrlichkeit am Platze, auch im Hinblick auf die medikamentöse Behandlung. Selbst bei richtiger Dosierung kann es sechs Monate und mehr dauern, bis ein Optimum an Besserung und damit soziale Belastbarkeit erreicht ist.

Immer wieder sprechen Patienten nicht ausreichend auf die Medikamentenbehandlung an. Als besonders therapieresistent erweisen sich nicht selten chronische Wahnsyndrome.

Bei anhaltender Therapieresistenz bieten sich außer dem Wechsel auf andere Substanzen verschiedene therapeutische Strategien an:

- Oral verabfolgte Neuroleptika werden von manchen Patienten nicht ausreichend absorbiert. Kaffee, Tee und andere Nahrungsmittel beeinflussen die Absorption negativ. Deshalb kann die vorübergehende intravenöse Injektion oder das Umsetzen auf injizierbare Langzeitneuroleptika zu einer Wende führen.
- In Einzelfällen führt das abrupte Absetzen aller Neuroleptika für einige Tage oder Wochen zu einer neuen Ausgangssituation für die Behandlung. Vorsicht! Es kommt vor, dass die Symptomatik sich unter dem sogenannten Absetzversuch selbst entscheidend bessert. Bemerkenswert ist die Erfahrung, dass man nach zwischenzeitlichen körperlichen Erkrankungen, insbesondere fieberhaften Infekten, sehr viel niedrigere Neuroleptikadosen benötigt.
- Die Indikation zum Einsatz von Leponex sollte geprüft werden.
- Die ergänzende Therapie mit sogenannten Mood Stabilizern ist weit verbreitet. Ihre Wirksamkeit ist allerdings nicht ausreichend belegt. Zudem haben sie mannigfache Nebenwirkungen, vor allem Valproat. Ihr Einsatz sollte auf schizoaffektive Psychosen begrenzt sein.

Schließlich ist anzumerken, dass es bei der Behandlung Schizophreniekranker nicht darum gehen kann, eine psychotische Restsymptomatik um jeden Preis zu beseitigen. In diesem Zusammenhang sei R. Schindler (1973) zitiert, der vor vielen Jahren schon feststellte: »Es kommt nicht darauf an, ob ein Patient einen Wahn hat, sondern wie er ihn hat.« Wirkungen, Nebenwirkungen und Risiken jeder Methode müssen gegeneinander abgewogen werden. Es besteht die Gefahr, dass jedes im Einzelfall wirksame Verfahren durch Missbrauch in Verruf gebracht wird. Im Zentrum muss deshalb das therapeutische Bündnis stehen, also die Kooperation von Kranken und Behandelnden.

Die Behandlung der Schizophrenie beruht auf psychotherapeutischer Unterstützung und auf Medikamente – vor allem aber auf die Bereitschaft der erkrankten Menschen, mit ihren Therapeuten zusammenzuarbeiten. Diese Bereitschaft zu gewinnen ist eine der wichtigsten Aufgaben von Therapeutinnen und Therapeuten.

Die Medikamente helfen den Betroffenen, mit ihrer ⟵ **Compliance**
Krankheit zu leben. Vor allem in der Akutphase können sie Beruhigung in das ängstigende, für die Kranken oft unverständliche Krankheitsgeschehen bringen. Und dadurch verbessern sich die Chancen, im Kontakt zur äußeren Realität und offen für psychotherapeutische Ansätze schon zu Beginn der Behandlung zu sein. Deswegen ist die zuverlässige Einnahme der Medikamente von großer Bedeutung. In der Medizin spricht man in diesem Zusammenhang von »Compliance«.

Das Wort ist in den letzten Jahren in Verruf geraten, weil es nicht »Kooperation«, sondern »Unterwerfung« unterstellt. Eine vertrauensvolle Zusammenarbeit zwischen Arzt und Patient ist jedoch nur dann möglich, wenn zwischen beiden ein weitgehendes Einverständnis über die Bedingungen und Notwendigkeiten der Therapie erzielt wird, wenn zwischen beiden eben ein therapeutisches Bündnis geschlossen wird. Dazu gehört allerdings aufseiten psychiatrisch Tätiger, dass gegebenenfalls nicht nur *be*handelt, sondern auch *ver*handelt wird. Das beginnt, wenn immer möglich, mit der Einigung über die jeweiligen Krankheitskonzepte, über die Vorstellungen, was dem Krankheitsgeschehen zugrunde liegt. Das ist nicht immer leicht, schon gar nicht in der akuten Psychose. Dennoch sind fast immer Kompromisse im gegenseitigen Verständnis möglich.

Es ist üblich, die fehlende Kooperation auf die Krankheit selbst zurückzuführen. Tatsächlich beeinträchtigt die Schizophrenie oft den Willen, den Antrieb und die Ausdauer und in der Akutphase nicht selten auch die Fähigkeit, wichtige und weniger wichtige Dinge voneinander zu unterscheiden. Aber es ist die Realität, dass Menschen ihre Lebensbedingungen unterschiedlich konstruieren (da gibt es oft kein »richtig« und »falsch«) und dass die antipsychotischen Medikamente unangenehme Nebenwirkungen haben, die von den Betroffenen formuliert werden.

Vieles spricht dafür, dass es vor allem unangenehme Erfahrungen mit Neuroleptika sind, die die Ablehnung vieler Kranker den Medikamenten gegenüber begründen. Wenn Patientinnen und Patienten auf die Behandlung mit quälenden Nebenwirkungen mit Dysphorie reagieren, lässt sich voraussagen, dass sie die Therapie über kurz oder lang abbrechen werden. Es gilt also, das Ausmaß der unerwünschten Wirkungen so gering wie möglich zu halten, und wenn sie auftreten, darüber zu sprechen.

Suizidgefahr bei schizophrenen Erkrankungen

Im Verlauf der Erkrankung treten häufig depressive Zustände auf. Besonders oft werden sie nach Abklingen der eigentlichen psychotischen Symptome beobachtet. Der Psychiater K. Heinrich hat dafür den Begriff des »postremissiven Erschöpfungssyndroms« geprägt.

Die depressiven Verstimmungszustände sind ernst zu nehmen, weil sie für den Patienten großes Leiden bedeuten. Die depressive Verstimmung bewirkt, dass die vor ihm liegenden Probleme, die häufig in der Tat schwerwiegend sind, unlösbar erscheinen oder dass ihm ein Leben angesichts dieser Störung sinnlos erscheint.

Die depressive Störung bei Schizophrenien ist deshalb mit einem hohen Suizidrisiko behaftet und sie ist dringlich behandlungsbedürftig. Wo stützende psychotherapeutische Maßnahmen nicht ausreichen, ist eine medikamentöse Behandlung am Platze. Dazu bieten sich verschiedene Möglichkeiten an: Der Einsatz von Tranquilizern oder der Einsatz von Antidepressiva, vorrangig SSRI. Auch eine Behandlung mit Leponex mindert das Suizidrisiko. ➚ Suizidalität, Seite 152

Erhöhte Sterblichkeit

Es ist seit langem bekannt, dass schizophrene Erkrankungen mit einer erhöhten Sterblichkeit einhergehen. Verschiedene Ursachen sind diskutiert worden. Am häufigsten wird die erhöhte Suizidrate genannt, aber auch die Neuroleptika werden angeschuldigt. Tatsächlich stellen die Gewichtszunahme, der Typ-II-Diabetes und Reizleitungsstörungen am Herzen bei bestimmten Medikamenten ein handfestes Risiko dar. Am besten untersucht ist das für Clozapin, dem allerdings eine erhebliche suizidprophylaktische Wirkung zugeschrieben wird. Eine lineare Beziehung zwischen Neuroleptikagabe und erhöhter Mortalität liegt meines Erachtens nicht vor. Untersuchungen, die das behaupten, sind methodisch problematisch. Allerdings reichen die bekannten Risiken aus, die Notwendigkeit einer rigorosen Risiko-Nutzen-Abwägung bei jeder längerzeitigen Behandlung mit Antipsychotika noch einmal zu unterstreichen.

Medikamentöse Langzeitbehandlung bei chronisch-rezidivierendem Verlauf

Die Psychosen aus dem schizophrenen Formenkreis sind in Erscheinungsbild und Verlauf vielfältig. Bei etwa zwei Dritteln handelt es sich um chronisch-rezidivierende Verlaufsformen, um Störungen also, die in unregelmäßigen Abständen wiederkehren. So werden sie zur schweren Bedrohung für die soziale und die psychische Existenz des Erkrankten.

Leider ist eine Rückfallprophylaxe ähnlich der Lithiumbehandlung bei der Depression nicht möglich. Es hat sich jedoch gezeigt, dass bei Patienten mit schleppendem Krankheitsverlauf oder mit hoher Rückfallhäufigkeit eine Dauermedikation mit Neuroleptika von Vorteil ist.

Aus Untersuchungen der Londoner Gruppe um Wing und Leff geht hervor, dass die Kombination von Soziotherapie und medikamentöser Behandlung von großer Bedeutung ist. Wenn man schizophreniekranke Menschen, die in einem emotional angespannten Milieu leben, durch soziotherapeutische Maßnahmen wie Tagesbehandlung oder beschützende Arbeit stärkt – gegebenenfalls von ihren Hauptbezugspersonen zeitweise getrennt –, so sinkt die Rückfallwahrscheinlichkeit erheblich.

Im Übrigen müssen wir zwischen drei Gründen für eine medikamentöse Langzeitbehandlung unterscheiden:

- Genesungsförderung einer akuten oder im Abklingen begriffenen psychotischen Erkrankung,
- Symptomlinderung bei trotz Behandlung fortbestehender Erkrankung,
- Rückfallprophylaxe nach abgelaufener Erkrankungsphase.

Die drei unterschiedlichen Indikationen bedingen unterschiedliche Vorgehensweisen.

Die länger dauernde medikamentöse Behandlung hat nach Beruhigung der akuten Krankheitssymptome zum Ziel, bei möglichst wenig Nebenwirkungen zum gänzlichen Abklingen der Krankheitssymptome beizutragen. **← Genesungsförderun** Das bedeutet: ständige Anpassung der Medikamentenmenge an das Erleben und an den Zustand der kranken Person. In dieser Phase muss die Dosierung mindestens wöchentlich durch ein Gespräch und durch eine sachkundige Beobachtung überprüft werden. Wenn die Symptomatik rasch abklingt, kann es beispielsweise geschehen, dass eine Medikamentenmenge, die wenige Tage vorher noch angemessen war, plötzlich zu einer übermäßigen Sedierung führt.

Ist die Symptomatik vollständig abgeklungen, soll die Behandlung auch bei Ersterkrankten über mindestens drei Monate in niedriger Dosierung fortgeführt werden.

Trotz des episodischen, phasischen oder schub- ↤ **Symptomlinderung**
weisen Verlaufs schizophrener Erkrankungen kommt es vor allem in der Klinik nicht ganz selten vor, dass ein Teil der Krankheitssymptomatik jeder Behandlung trotzt. Für Kranke mit fortbestehender Symptomatik sollte eine Dauermedikation erwogen werden – sofern sie sich darauf einlassen. Solche Kranke werden aber auch leicht zu Opfern optimistischer unerfahrener Pharmakotherapeuten. Diese können nicht vom Glauben ablassen, dass es doch möglich sein müsse, die Krankheitssymptome – meist hartnäckige Halluzinationen und Verfolgungsideen – ganz zum Verschwinden zu bringen.

Die Folge sind schlimmstenfalls unablässige Erhöhungen der verabreichten Medikamentendosis mit schweren Nebenwirkungen.

Nicht wenige Kranke schaffen es, einen Teil ihrer persistierenden Krankheitssymptomatik zu integrieren und mit ihr zu leben, während andere Symptome sie heftig quälen. Gelegentlich ist es sogar so, dass sie ohne Medikamente, die ja doch keine entscheidende Besserung bringen können, besser mit der Psychose leben können als mit Medikamenten. Dann gibt es selbstverständlich keinen Grund für eine Medikamentenbehandlung.

Psychosen aus dem schizophrenen Formenkreis ↤ **Rückfallprophylaxe**
sind chronisch-rezidivierende Erkrankungen. Sie sind bei vielfältigen Langzeitverläufen mit einem hohen Rückfallrisiko behaftet. Im Krankenhaus neigt das Fachpersonal oft dazu, die Schwere der Erkrankung zu überschätzen und die Möglichkeiten des günstigen Verlaufs nicht ausreichend zu würdigen. Das liegt daran, dass dort vorrangig jene Kranken gesehen werden, bei denen die Krankheit ungünstig verläuft, während jene anderen aus dem Auge verloren werden, die gesund geworden sind oder nur gelegentlich psychiatrischer Hilfe bedürfen.

Nach jeder Krankheitsepisode braucht der Patient auch bei einem günstigen Verlauf viele Monate, um wieder ganz zu sich zu finden. Eine Faustregel besagt, dass der Psychosekranke nach einem Klinikaufenthalt bis zu 18 Monate benötigt, um zu einem Zustand zurückzufinden, in dem er sich vor dem Ausbruch der letzten Krankheitsphase befunden hat.

All diese Überlegungen lassen die Forderung nach einer Rückfallprophylaxe unabweisbar erscheinen. Möglich ist dies, wie die Erfahrungen von drei Jahrzehnten zeigen, mithilfe einer niedrig dosierten Neuroleptikadauertherapie in Verbindung mit psychotherapeutischen und soziotherapeutischen Maßnahmen.

Dauermedikation

Eine Dauermedikation kann oral in Tabletten- oder Tropfenform erfolgen. Sie kann aber auch in Form von Depot-Injektionen in wöchentlichem, vierzehntäglichem, drei- oder vierwöchentlichem Abstand durchgeführt werden.

Die Depot-Medikation war seit den späten sechziger Jahren sehr verbreitet. Mit der Einführung der Antipsychotika der zweiten Generation ist sie eher zur Ausnahme geworden, weil keines der neuen Medikamente – mit Ausnahme von Risperidon (Risperdal Consta) – in Depot-Form vorliegt und die klassischen Depot-Präparate ausnahmslos ein erhöhtes Risiko der Spätdyskinesie bergen.

Zugleich hat sich die Beziehung zwischen Einnehmenden und Verordnenden in der Weise geändert, dass das Aushandeln über die Notwendigkeit der Fortsetzung der Medikamentenbehandlungen und die Höhe der Dosis zu einem wichtigen Bestandteil der Behandlung geworden sind.

Das ändert nichts daran, dass die Dauerbehandlung mit Antipsychotika bei einem chronisch-rezidivierenden Verlauf (mehr als ein Rückfall) über Jahre fortgeführt werden muss, um Rückschläge zu vermeiden. Das sollte selbstverständlich kein Hindernis dafür sein, nach der niedrigstmöglichen Dosis zu suchen.

Leider lassen sich auch die »positiven« Krankheitssymptome nicht zuverlässig mit Antipsychotika unterdrücken. Daher ist ein individuelles Vorgehen erforderlich.

Es gibt Kranke, die ganz gut mit ihren Stimmen leben können; andere erleben sie als unerträglich. Diese subjektive Seite muss – zumindest bei Therapieresistenz der Symptomatik – zum Handlungskriterium werden. Es scheint so zu sein, dass die Gruppe jener Kranken, die nach vielfältigen vergeblichen Versuchen der Medikamentenbehandlung nun ohne Neuroleptika leben, im Zunehmen begriffen ist.

Das mag nicht zuletzt daran liegen, dass unsere »therapeutische Wut« im Verlauf des vergangenen Jahrzehnts abgenommen hat, dass wir gelernt haben, die Grenzen des Machbaren besser wahrzunehmen und zu akzeptieren, und dass wir das Symptom nicht mehr nur als Ärgernis für den Kranken und den Helfenden wahrnehmen, sondern zugleich als individuelle Eigenart und als Teil der Biografie des betroffenen Menschen. Ich bin überzeugt davon, dass die Langzeitbehandlung mit Neuroleptika uns und den Patienten noch viele Probleme aufgeben wird. Eines jedoch ist jenseits aller ideologischen Scharmützel offensichtlich: Das Neuroleptikum selbst ist weder gut noch böse. Sein Einsatz ist eine Frage der Risiko-Nutzen-Analyse, in die objektive wie subjektive Faktoren eingehen (müssen!), wobei wir auch über die objektiven noch viel zu wenig wissen und uns für die subjektiven häufig zu wenig interessieren.

Es scheint sich herauszukristallisieren, dass das medikamentenfreie Intervall bei Symptomfreiheit keine Alternative zur rückfallprophylaktischen Dauermedikation ist. Bei entsprechenden kontrollierten Untersuchungen stellte sich heraus, dass die Gesamtmenge der benötigten Neuroleptika bei dieser Strategie durch erhöhte Dosen während gehäufter Rückfälle höher ist als bei einer konsequenten rückfallprophylaktischen Dauermedikation. Demgegenüber ist die bereits erwähnte Strategie der Niedrigdosierung im symptomfreien Intervall sinnvoller, wenn eine engmaschige ambulante Betreuung mit häufiger Befundkontrolle erfolgt.

Das Absetzen von Medikamenten

Es ist eines, die medikamentöse Langzeitbehandlung zu fordern, es ist aber etwas ganz anderes, sie durchzuhalten oder durchzusetzen. Gerade bei der Dauermedikation geht es oft um die Maxime »Verhandeln statt behandeln«. Jeder, der einmal über längere Zeit Medikamente einnehmen musste, kann das verstehen. Allerdings sprechen die Daten dafür, dass das Rückfallrisiko beim Absetzen der Neuroleptika sehr hoch ist. Dennoch: Es liegt nicht bei 100 Prozent.

Deshalb sind wir immer wieder mit dem Argument konfrontiert: »Vielleicht gehöre ich zu den zehn oder zwanzig Prozent, die nicht wieder erkranken. Und ohne das auszuprobieren, kann ich das nicht wissen. Ich will nicht mein Leben lang Medikamente einnehmen, ohne dass das zwingend notwendig ist.«

Wenn manifeste oder konkrete Krankheitssymptome vorliegen, ist es leicht, etwas gegen diese Argumentation zu sagen. Wenn das aber nicht der Fall ist, gerät man, wenn man ehrlich ist, in Bedrängnis. Man kann dann warnen. Aber man kann letzten Endes nicht für den Kranken entscheiden – es ist sein Leben. Am Schluss muss er selbst das Risiko tragen. Die immer noch übliche Reaktion von uns Medizinern ist die gekränkte Abwendung: Wenn jemand unseren Rat nicht befolgen will, können wir ihn nicht behandeln.

Das ist zwar verständlich, aber es ist doch nicht ganz richtig, mindestens ist es unprofessionell: Im Sinne einer Risikominderung können wir dem Patienten anbieten, ihn bei seinem Absetzversuch zu begleiten und gegebenenfalls einzugreifen, wenn sich erste Anzeichen einer Rückkehr der Psychose zeigen. Wichtig ist, dass Medikamente, die über längere Zeit eingenommen worden sind, nicht abrupt abgesetzt werden, sondern dass die Dosis sehr langsam vermindert wird, dass man sie, wie es im Jargon heißt, ausschleicht. ⌐ **Absetzen, Seite 30**

MERKE → Absetzwünsche des Patienten sind subjektiv verständlich. Das psychiatrische Personal sollte Absetzversuche nach gründlicher Auseinandersetzung letztlich respektieren, professionell begleiten und Risiken mindern helfen.

Psychopharmaka in der Gerontopsychiatrie

Die psychiatrische Versorgung alter Menschen hat sich in den vergangenen beiden Jahrzehnten zu Recht zu einem Spezialgebiet der Psychiatrie entwickelt. Je weiter sie sich qualifiziert und differenziert, desto vielfältiger wird auch ihre Klientel. Nach wie vor wird die Gerontopsychiatrie vom Krankheitsbild der senilen Demenz geprägt, aber diese wird wissenschaftlich und medizinisch-praktisch grundlegend anders gesehen als noch vor wenigen Jahren.

Begriffe wie »Hirnarteriosklerose« oder »zerebrale Durchblutungsstörungen« als Einheitsursache für Demenz sind seit langem veraltet. Eine differenzierte Suche nach den Ursachen trat an deren Stelle. Das Bild der Alzheimer'schen Erkrankung ist neben der Multiinfarktdemenz zur zentralen Störung des höheren Lebensalters geworden. Sie wurde in den Mittelpunkt intensiver internationaler Forschungsanstrengungen gerückt, mit vielversprechenden Anfangserfolgen.

Allerdings hat die Belebung der Gerontopsychiatrie die Aufmerksamkeit auch auf andere psychische Erkrankungen des höheren Lebensalters gerichtet, die immer vorhanden gewesen sind, die häufig anderswo, nicht selten ganz außerhalb der Psychiatrie behandelt wurden:

- Depressionen im höheren Lebensalter,
- paranoide Psychosen,
- vielfältige reaktive und lebensgeschichtlich bedingte Störungen der Persönlichkeit des alten Menschen,
- Abhängigkeitserkrankungen,
- psychische Begleitwirkungen körperlicher Erkrankungen.

MERKE → Bei älteren wie bei körperlich Kranken ist das Risiko von Arzneimitteldelirien erhöht.

Die Organveränderungen, die der senilen Demenz ←┘ **Körperfunktionen**
zugrunde liegen, lassen sich nicht aufheben. Es ist deshalb notwendig, körperliche Begleiterscheinungen zu behandeln, um die Hirndurchblutung direkt oder indirekt zu verbessern. Alle körperlichen Erkrankungen mit Beeinträchtigung des Allgemeinzustandes wirken auf das Gehirn zurück. Am wichtigsten und am aussichtsreichsten ist jedoch die Behandlung von Herz und Kreislauf.

Häufig sind alte Menschen fehlernährt. Nicht selten sind sie ausgetrocknet. Eine kalorien-, fett- und salzarme, eiweiß- und vitaminreiche Ernährung und ausreichende Flüssigkeitszufuhr führen manchmal schon zu überraschenden Besserungen.

Zur Sicherstellung einer entsprechenden Ernährung sind gegebenenfalls soziotherapeutische Maßnahmen einzuleiten (»Essen auf Rädern«, Vermittlung eines Tagesstättenplatzes).

Eine Fülle von Medikamenten, denen eine gefäßerweitern- ←┘ **Geriatrika**
de Wirkung, eine Verbesserung der Hirndurchblutung oder eine günstige Beeinflussung des Hirnstoffwechsels zugeschrieben wird, befindet sich auf dem Markt. Dieser Medikamentenvielfalt stehen spärliche Belege ihrer Wirksamkeit entgegen. Ich halte ihren Einsatz für zwecklos, auch wenn andere Autoren von »berechtigten Hoffnungen« sprechen, dass »neue Ansätze auf diesem Gebiet gefunden werden«. Bei fortgeschrittenem Hirnabbau können solche Medikamente zudem noch zu einer Steigerung von Erregtheit und Verwirrtheit führen.

Zur Hoffnung berechtigen dagegen die Antidementiva. ←┘ **Antidementiva**
Sie haben ihren Platz vor allem bei der beginnenden und der mittelgradig ausgeprägten Demenz, gleich welche Ursache. Fehlsymptome sind Gedächtnis-, Konzentrations- und Denkstörungen. Antidementiva können zu einer Besserung der Symptome, aber auch zu einer Verzögerung der Abbauprozesse beitragen. Ihr Einsatz sollte über einen längeren Zeitraum erfolgen, mindestens über drei Monate. Vorher ist ihre Wirksamkeit nur ungenügend abschätzbar.

Verfügbar sind die Acetylcholinesterase-Hemmer: Donepezil (Aricept), Galantamin (Reminyl) und Rivastigmin (Exelon) sowie der Glutamat-Modulator Memantine (Axura, Ebixa). Diese Medikamente verbessern die Stoffwechselauslastung und die Aufnahmefähigkeit (Reagibilität) der Zellmembranen im Gehirn, indem sie deren Durchlässigkeit über Rezeptorbindungen modulieren. Dies bewirkt bei leicht und mittelgradig ausgeprägter dementer Symptomatik tatsächlich eine zeitweise Verbesserung von Orientierung und des Gedächtnisses, ohne grundsätzlich den fortschreitenden zerebralen Abbauprozess aufhalten zu können. Insofern ist ihr Nutzen zwar zeitlich begrenzt, wenn eine »eigentliche« Besserung ausbleibt, aber die Ausprägung wird wenigstens für einige Monate reduziert. Gleichwohl rechtfertigt dieses Hinauszögern mit der daran gebundenen Lebensqualität für die Betroffenen den derzeit noch kostspieligen Einsatz. Anzumerken ist dabei, dass die in vielen Studien reproduzierten Erfolge nicht ausschließlich pharmakologisch zu begründen waren, sondern der begleitenden Interventionen (sinnvolle Tagesstruktur und Soziotherapie) bedurften.

Die Wirkung der klassischen sogenannten Nootropika und der heilpflanzlichen Mittel (Phytotherapeutika), vor allem Gingkoextrakte, ist meines Erachtens eher zweifelhaft, allenfalls in der Primärprävention sinnvoll und gegebenenfalls sogar eher durch unerwünschte Nebenwirkungen (Gerinnungsstörungen) belastet.

Nach Behandlung von körperlichen Grunderkrankungen und nach der Herz-Kreislauf-Stabilisierung kann der Einsatz von Psychopharmaka notwendig werden. ⟵ **Psychopharmak** Verwirrtheit und Unruhe, die das Bild der gerontopsychiatrischen Patientinnen und Patienten kennzeichnen, werden für die Angehörigen und für die Pflegekräfte oft zu einer schwer erträglichen Belastung. Das gilt vor allem, weil sie häufig mit einer Beeinträchtigung des Tag-Nacht Rhythmus verbunden sind.

Nächtliche Unruhe geht Hand in Hand mit Müdigkeit am Tag. Da diese

Symptome Folge einer Schwäche der Hirnleistung sind, bewegt sich ihre medikamentöse Behandlung mit Psychopharmaka auf einem schmalen Grat. Alle beruhigenden Medikamente bedingen im ungünstigen Fall zugleich eine weitere Verschlechterung der zerebralen Durchblutung und damit manchmal auch eine Symptomverschlimmerung. Eine Folge der Verabreichung von Psychopharmaka kann auch eine Verstärkung der Unruhe sein.

Gerade beim psychisch kranken alten Menschen ↤ **Psychotherapie** werden die Symptome ebenso oft durch körperliche Beschwerden überlagert wie durch soziale Probleme, Rückzug und Schwierigkeiten in zwischenmenschlichen Beziehungen. Die Klärung und Förderung der Beziehungen zu Verwandten oder Nachbarn, Vermittlung von Plätzen in Altentagesstätten und Altenclubs helfen oft mehr als Medikamente. Das Gleiche gilt für eine psychotherapeutische Zuwendung zu den Problemen des alten Menschen und seiner Situation. Das Altgedächtnistraining kann nach Krankheit und Entwurzelung wesentlich zur Wiedereingliederung beitragen. Äußere Eingriffe wie Vertreibung aus der Wohnung, aber auch die Verlegung in ein Altenpflegeheim oder ein Krankenhaus können mit ihren Auswirkungen auf die Alltagsorientierung schwerwiegende Konsequenzen für die Gesundheit alter Menschen haben. ↝ Akutbehandlung, Seite 145

Medikamente bei Abhängigkeitserkrankungen

Die Selbstbehandlung von psychischen Problemen oder subjektiver Missbefindlichkeit ist ein weit verbreitetes Phänomen. Auf der Suche nach schnellen und wenigstens kurzfristigen Problemlösern passiert es dabei oft, dass der Betreffende die Kontrolle über sein »Medikament« verliert. Wenn der Alltag ohne diese Droge dann nicht mehr vorstellbar wird, sprechen wir von »Abhängigkeit«. Ohne Frage steht der Alkohol dabei an erster Stelle. So hat in Deutschland die Zahl der Alkoholkonsumenten mit einer klinisch fassbaren Diagnose 3,5 Millionen erreicht, also 4–5 Prozent der Bevölkerung.

Illegale Drogen sind psychotrope Substanzen, die je nach chemischer Struktur und Dosis die Bewusstseinslage, Wahrnehmung, Denken, Ich-Funktion, Stimmung und Antriebslage beeinflussen. An erster Stelle steht Cannabis und im deutlichen Abstand Amphetamine, Ecstasy, LSD, Opiate und Kokain. Dazu kommt, dass 4–5 Prozent aller häufig verordneten Arzneimittel ein eigenes Suchtpotenzial besitzen. Eigentlich rezeptpflichtig, wie zum Beispiel Tranquilizer vom Benzodiazepintyp, zentral wirkende Schmerzmittel, codeinhaltige Medikamente oder auch Psychostimulanzien, wird rund ein Drittel dieser Mittel nicht akut aufgrund einer ärztlichen Verordnung, sondern langfristig zur Manipulation der Befindlichkeit oder zur Vermeidung von Entzugserscheinungen eingenommen. Die Gesamtzahl der Medikamentenabhängigen wird in Deutschland auf 1,3 bis 1,4 Millionen geschätzt, davon ca. 1 bis 1,1 Millionen von Benzodiazepin-Derivaten Abhängige (Glaeske 2006).

Entgiftung bei Alkoholabhängigkeit

Die Entgiftungsbehandlung von alkoholkranken und medikamentenabhängigen Patientinnen und Patienten sowie die Behandlung von alkoholtoxischen Organschäden nehmen in der Psychiatrie, Neurologie und Inneren Medizin einen breiten Raum ein. Kenntnisse der Entgiftungs- und Delirbehandlung gehören zu den Grundlagen stationärer psychiatrischer Arbeit.

Eine Vorselektion bei der Zuweisung zu den einzelnen Fachdisziplinen aufgrund des klinischen Bildes, der Begleiterkrankungen und der erforderlichen Diagnostik und Therapie läßt sich im Alltag nur begrenzt erreichen. Akut Intoxikierte oder Patienten mit schweren Begleiterkrankungen sollten nicht in abseits gelegenen psychiatrischen Stationen behandelt werden. Aufgrund rechtlicher Gegebenheiten (etwa Zwangseinweisung) muss dort aber häufig die Primärversorgung erfolgen.

Prädelirien und Delirien sind psychiatrische Notfälle. Eine umgehende differenzialdiagnostische Abklärung durch eine internistische, neurologische und psychiatrische Untersuchung ist erforderlich. Es ist zu klären, ob dem akuten Krankheitsbild unerkannte internistische oder neurologische Erkrankungen zugrunde liegen, die eine andere Therapie erforderlich machen würden.

So können beispielsweise versteckte Schädelhirntraumen leicht übersehen werden. Die Behandlung mit sedierenden Substanzen erschwert die Erhebung neurologischer Befunde und überdeckt dann das psychopathologische Bild. ➞ **Akutbehandlung, Seiten 145, 149**

Nach der diagnostischen Abklärung ist zu entscheiden, wann und mit welchen Medikamenten in welcher Dosierung die Behandlung von Entzugssymptomen begonnen werden soll. Oft ist festzulegen, wann ein akut unter Alkoholeinfluss stehender Patient, der bereits prädelirante Symptome zeigt, sedierende Medikamente erhalten soll. Die Verhinderung von generalisierten Krampfanfällen im Entzug und der Entwicklung eines Delirs sind das Behandlungsziel einer Entgiftung.

Ein wichtiger Behandlungsschritt ist der Ausgleich von Flüssigkeitsdefiziten und Elektrolytstörungen – ein niedriger Kaliumgehalt im Blut (Hypokaliämie) ist die Regel. Die rasche Elektrolyt- und Flüssigkeitssubstitution senkt die Häufigkeit von generalisierten Krampfanfällen und Delirien sowie von Herz-Kreislaufkomplikationen.

Am einfachsten ist die orale Flüssigkeitszufuhr; zweckmäßig ist ein geeignetes Mineralwasser, ergänzt durch ein Kaliumpräparat. Gegebenenfalls ist der hohe Flüssigkeitsbedarf parenteral, also durch Infusionen auszugleichen.

Ziel der Entgiftungsbehandlung ist es, den körperlichen Alkoholentzug schonend durchzuführen, das heißt risikoarm zu behandeln. Der Einsatz von Psychopharmaka ist meist unumgänglich. Mittel der Wahl sind neben Medikamenten zur Anfallsprophylaxe die Tranquilizer. Der Einsatz von Distraneurin ist bei der unkomplizierten Entgiftung in den Hintergrund getreten. ⟵ **Delir-Behandlung**

Nach der Grand-mal-Prophylaxe und der Abmilderung der belastenden vegetativen Symptomatik ist wichtigstes Ziel der Behandlung, den Übergang in ein ausgeprägtes Delirium tremens zu verhindern. Bei prädeliranter Symptomatik – Tachykardie, starker Tremor, Schwitzen und Unruhe – werden Tranquilizer oder Distraneurin verabreicht.

Wenn die Sedierung nicht eintritt, wird die Medikation nach ein bis zwei Stunden wiederholt, bis die vegetative Entgleisung beherrscht wird und der Patient ruhig ist.

Die Behandlung des Delirs erfolgt unter Intensivstationsbedingungen mit Benzodiazepinen oder Distraneurin. ⟶ **Distraneurin, Seiten 39, 131**

Die seltenere Alkoholhalluzinose kann nach Trinkbeendigung spontan innerhalb mehrerer Wochen abklingen. Häufig hat sie jedoch einen chronischen Verlauf. Sie spricht auf hochpotente Neuroleptika gut an. Treten nach Absetzen der Medikation die Symptome wieder auf, so ist dies eine Indikation für eine antipsychotische Dauermedikation von mindestens sechs Monaten. ⟵ **Alkoholhalluzinose**

Die Behandlung des Korsakowsyndroms besteht überwiegend in allgemeinmedizinischen und rehabilitativen Maßnahmen. Selbst schwere alkoholtoxische hirnorganische Psychosyndrome bilden sich langfristig – bis zu zwei Jahren – überraschend weit zurück, wenn der Alkohol als Organschädiger (»Noxe«) konsequent ausgeschaltet wird. Die Gabe von B-Vitaminen in hoher Dosierung ist im Erfolg umstritten, weil nur bei frühzeitiger Intervention (dann eher parenteral) effektiv.

Entwöhnung bei Alkoholabhängigkeit

Die Dauer des körperlichen Alkoholentzugs ist vom Ausmaß der Symptomatik abhängig, ob alkoholtoxische Organschädigungen oder andere Erkrankungen vorliegen. In der Regel ist ein Zeitraum von einer bis maximal drei Wochen zu veranschlagen.

Nach Abklingen der akuten Entzugssymptome muss eine weitere Zeitspanne für die Verbesserung des Allgemeinzustandes angesetzt werden. Zum Beispiel müssen bei vorheriger Fehlernährung die Gewichtsverluste aufgeholt werden. Die Patienten müssen sich an einen nicht durch den Alkoholkonsum geregelten Alltag wieder gewöhnen, was dann auch die Umgestaltung ihres sozialen Umfeldes einschließt.

Leberschäden sind nach Ausschaltung der Noxe Alkohol bei geregelter Lebensweise spontan rückläufig; Medikamente sind nicht erforderlich. Auch muss eine allgemeine vegetative Stabilisierung und die Normalisierung des häufig gestörten Schlafes angestrebt werden, ohne vordergründig auf pharmakologische Hilfen zurückzugreifen.

Grundsätzlich sind nach Abklingen der körperlichen Entzugssymptome Psychopharmaka nicht indiziert. Viele Patienten leiden nach Abschluss der Entgiftungsbehandlung weiter unter depressiven Verstimmungszuständen, innerer Unruhe und Schlafstörungen. Während einer anschließenden Entwöhnungsbehandlung kann im stationären Rahmen versucht werden, diese Symptome psychotherapeutisch aufzuarbeiten.

Bei ambulanter Weiterbetreuung kann eine medikamentöse Behandlung vorübergehend notwendig werden, da Patienten, die unter schweren Schlafstörungen und innerer Unruhe leiden, sonst rasch auf ihr vermeintlich entlastendes Suchtmittel zurückgreifen. In diesen Fällen sollten sedierende Antidepressiva gegeben werden; Tranquilizer sind aufgrund des eigenen Abhängigkeitspotenzials nicht indiziert.

Medikamentöse Unterstützung
Seit einiger Zeit wird die Entwöhnung häufiger durch Medikamente unterstützt. Die klassische Aversionsbehandlung mit Disulfiram (Antabus) ist in der Schweiz relativ verbreitet. In Deutschland stößt sie hingegen wegen ihrer Wirkungen, der vegetativen Unverträglichkeitsreaktion mit Übelkeit, Brechreiz, Schwindel, Tachykardie und Blutdruckabfall auf Vorbehalte und kommt wegen der ambulant kaum zu kontrollierenden Risiken nicht zum Einsatz.
Positiver wird dagegen das Acamprosat (Campral), ein sogenanntes Anti-Craving-Mittel, beurteilt, das die Aufrechterhaltung der Abstinenz bei Alkoholabhängigen durch Verminderung des Verlangens nach Alkohol unterstützen soll. Es handelt sich dabei um eine Substanz, die durch einen antagonistischen Effekt an der postsynaptischen Membran die Überempfindlichkeit für Glutamat (eine erregungssteigernde Aminosäure im GABA-Transmittersystem) moduliert (NMDA-Rezeptorkomplex). Sein Einsatz gilt bei zahlreichen motivierten Patienten als vielversprechend. Ein rückfallverhütender Effekt besteht allerdings nur so lange, wie das Mittel eingenommen wird. Die berichteten Behandlungserfolge, die in Studien publiziert wurden, verweisen deshalb nicht umsonst auf den Umstand, dass die erzielte Abstinenzfähigkeit nicht unwesentlich an die begleitende psycho- und soziotherapeutische Betreuung geknüpft war. Abstinenz lässt sich also nicht auf ein pharmakologisches Problem reduzieren, sondern bedarf der umfassenden aktiven Auseinandersetzung des Betroffenen mit sich und seiner Sucht.

Entgiftung bei Medikamenten- und Drogenabhängigkeit

Der körperliche Entzug von den meist jungen Drogenabhängigen ist im Allgemeinen problemlos und wird bei den Opiaten oft mit einer einwöchigen »Grippe« verglichen, wenn auch die subjektive Sicht auf die nachzuzeichnenden Beschwerden zum Teil deutlich dramatischer ausfällt. Bevor es zu einer stationären Aufnahme kommt, haben die Abhängigen in der Regel schon einige »kalte« Entzüge erlebt, sei es als Selbstversuch oder weil die Droge nicht unmittelbar fortlaufend zur Verfügung stand.

In stationäre Behandlung kommende Medikamentenabhängige gehören im Durchschnitt zu höheren Altersgruppen. Neben verschiedenen Schmerzmitteln stellen Tranquilizer aus der Gruppe der Benzodiazepine die wichtigsten Vertreter bei dieser Abhängigkeit dar, oftmals ambulant zur Entlastung bei Krisen vom Arzt verschrieben und dann nicht wieder abgesetzt.

Da Abhängigkeit als chronischer Prozess mit allgemeiner Vernachlässigung einhergeht, ergibt sich oftmals ein sehr schlechter Allgemeinzustand der Betroffenen bei der stationären Aufnahme, was einen höheren allgemeinmedizinischen und pflegerischen Aufwand erfordert. Häufig ist initial eine Ernährung und Flüssigkeitszufuhr mit Infusionen (parenteral) notwendig. Besondere Aufmerksamkeit erfordert bei dieser Patientengruppe die Kontrolle des Stuhlgangs. Viele ältere chronisch medikamentenintoxikierte Patienten sind aufgrund der auch die Darmfunktion dämpfenden Medikamente extrem obstipiert (»verstopft«). Häufig bessert sich nach Entleerung großer Stuhlmengen der Allgemeinzustand schlagartig.

Medikamentenabhängige sind bei der Aufnahme häufig akut intoxikiert. Angaben über die Art des Suchtmittels sowie über die Dauer und Höhe der Einnahme sind oft unzureichend. Die Beurteilung, ob und in welcher Form Entzugserscheinungen zu erwarten sind, ist auch im Hinblick auf die weitere Therapie meist erschwert.

Barbiturate haben wegen der geringen therapeutischen ↤ **Barbiturat**
Breite an Bedeutung verloren. Sie dürfen nicht abrupt entzogen werden, da delirante Syndrome und Krampfanfälle hervorgerufen werden können. Dieses gilt auch für barbituratfreie Schlafmittel oder Analgetika mit einem Hypnotikaanteil. Im Allgemeinen wird eine allmähliche Dosisreduktion über einen Zeitraum von zwei bis drei Wochen empfohlen.

Zur Einstellung auf eine Ausgangsdosis des missbrauchten Medikaments wären verlässliche Informationen über die Höhe des Konsums in der vorangegangenen Zeit notwendig. Hier tauchen meistens erhebliche Unsicherheiten auf. Auch ist die Weitergabe der missbräuchlich eingenommenen, teilweise exotischen Präparate nicht zu verantworten.

Beim Auftreten von körperlichen Entzugssymptomen sollte man Benzodiazepine geben, wobei auch hier die antikonvulsive Wirksamkeit ein besonderer Vorteil ist.

Diese Gruppe von Medikamenten hat die Barbiturate in ↤ **Tranquilizer**
ihrer Verbreitung weitgehend verdrängt. Trotz des häufigen Tranquilizermissbrauchs sind Einweisungen von Tranquilizerabhängigen zum körperlichen Entzug immer noch selten. Unterschieden wird die Hochdosisabhängigkeit, wobei durch die Gewöhnung an die Wirkung immer größere Mengen konsumiert werden – die ein Vielfaches der therapeutischen Verordnung betragen können –, von der Niedrigdosisabhängigkeit, bei der es über lange Zeit nicht zu einer Dosissteigerung kommt, eine Reduzierung oder ein Auslassen aber nicht toleriert wird.

Wie bei anderen Hypnotika ist ein sukzessiver Entzug wegen der Gefahr von zerebralen Krampfanfällen noch nach Wochen oder der Provokation deliranter Syndrome erforderlich.

Dabei gibt es unterschiedliche Techniken: Die einen suchen durch rasche Reduktion nach der kritischen Schwellendosis und reduzieren danach nur noch sehr langsam. Andere reduzieren in festen Schritten, zum Beispiel wöchentlich um die Hälfte. Die Umstellung von kurzzeitig-wirksamen auf langzeitig-wirksame Benzodiazepine ist zweckmäßig, gegebenenfalls auch eine Anfallsprophylaxe mit Valproat, Carbamazepin und Oxcarbamazepin. Hilfreich kann während der Entzugsbehandlung auch der Einsatz von sedierenden Antidepressiva sein, wie zum Beispiel Doxepin.

Das Clomethiazol hat ein hohes Suchtpotenzial. Wegen ↤ **Distraneurin** fehlindizierter ambulanter Verschreibung von Distraneurin ist ein Umsteigen von Alkoholikern auf Distraneurin bzw. eine kombinierte Abhängigkeit in der stationären Entzugsbehandlung kein seltenes Phänomen. Der körperliche Entzug ist bei dieser Patientengruppe schwierig und relativ komplikationsreich. Prinzipiell muss auch der Distraneurinentzug durch allmähliche Dosisreduktion erfolgen. Zur Anfallsprophylaxe kommen die beim Hypnotikaentzug genannten Substanzen zum Einsatz. Beim Auftreten deliranter Symptome kann es erforderlich werden, die weitere Gabe von Clomethiazol kurzfristig mit Haldol zu ergänzen. Im Wesentlichen verläuft die Entgiftungsbehandlung wie beim Alkoholentzug. ↳ *Distraneurin, Seiten 39, 126*

Der Opiatentzug erfolgt üblicherweise unter statio- ↤ **Opiate und Heroin** nären Bedingungen. Der sogenannte kalte Entzug ohne medikamentöse Unterstützung hat weitgehend dem Entzug mithilfe von Medikamenten Platz gemacht und kann nichtopiatgestützt erfolgen (durch Clonidin wird die zentrale Erregbarkeit der vegetativen Funktionen gedämpft oder durch Doxepin eine entlastende Sedierung erreicht). Langwieriger, aber auch von den meisten Opiatabhängigen bevorzugt ist die ausschleichende Gabe des Ersatzmittels Methadon.

Ziel ist dabei die Suchtmittelabstinenz. Erst wenn diese nicht anhaltend erreicht werden kann, weil medizinische und psychosoziale Komplikationen dies verhindern, wird zur Eindämmung der fortlaufenden Desintegration und Reduktion weiterer gesundheitlicher Risiken die vorübergehende Gabe eines Opiagonisten (Methadon und Levomethadon) als andauernde Substitutionsbehandlung fortgesetzt. In den letzten Jahren kommt dazu auch der kombinierte Opiatrezeptoragonist/-antagonist

Buprenorphin (Subutex) zum Einsatz, der in seiner Tablettenform deutlich komfortabler zu handhaben ist.

Die Behandlung von Opiatabhängigen vollzieht sich meist in einem speziellen therapeutischen Milieu. Sie bedarf wegen der vielfältigen Komplikationsmöglichkeiten und der oft ausgeprägten Sekundärerkrankungen einschließlich AIDS spezieller Kenntnisse und Erfahrungen. Die pharmakologische Behandlung bildet nur einen Aspekt, auch wenn diese die Zielsetzungen wie soziale (und legale) Reintegration und psychische Stabilisierung erst ermöglicht.

Während die Bedeutung des Heroins in den letzten ⊷ **Designerdrogen** zwei Dekaden deutlich abgenommen hat, ist der Stimulanzienkonsum (Kokain, Amphetamin) oder der von Designerdrogen wie Ecstasy gerade unter den Heranwachsenden und jungen Erwachsenen deutlich angestiegen. Durch beide Substanzgruppen kommt es zu einer Konzentrationserhöhung der Transmitter Dopamin, Noradrenalin und Serotonin im synaptischen Spalt, was zu einer »Stimulation« der Signalübertragung führt, zum Beispiel im sogenannten Belohnungszentrum des Gehirns. Euphorie, Aktivitätsdrang, vermeintliche Leistungsfähigkeit oder erhöhte Kontaktbereitschaft werden kurzfristig auf Kosten der Transmitterreserven erreicht. Nach Abklingen der unmittelbaren Wirkung resultieren daraus Apathie, Niedergeschlagenheit, Erschöpfung oder auch schon mal Verfolgungsängste, was den fortgesetzten Konsum mitunter erzwingt.

In der Entwöhnungsbehandlung geht es, wie bei den Opiaten, nicht allein um einen pharmakologischen Ausgleich, sondern um ein umfassendes Behandlungskonzept. Die trizyklischen Antidepressiva haben dabei einen stützenden Effekt, da sie an den Symptomen des Entzugs angreifen. SSRI können zudem verzögerte Effekte von Ecstasy – wie Angst und depressive Symptome – mildern. Bei akuten Angst- und Erregungszuständen kann der kurzfristige Einsatz von Benzodiazepinen angezeigt sein. ⇁ Akutbehandlung, Seiten 145, 151

Psychopharmaka und Sexualität

Die unerwünschten Wirkungen von Psychopharmaka auf sexuelles Empfinden und Verhalten sind im Prinzip bekannt. Psychopharmaka vermindern das sexuelle Interesse, beeinträchtigen das Empfinden und stören die sexuellen Funktionen. Diese Tatsache findet dennoch im psychiatrischen Alltag zum Schaden der Kranken und ihrer zwischenmenschlichen Beziehungen nur wenig Aufmerksamkeit.

Über Sexualität spricht man nicht. Diese angestaubte Lebensregel scheint im psychiatrischen Alltag kaum angefochten zu sein. Dabei ängstigen sich viele Patientinnen und Patienten wegen der Veränderungen von sexuellem Erleben und Verhalten. Sie wissen oft nicht, was die Krankheit und was die Medikamente bewirken. Und sie wissen nicht, ob es sich um eine vorübergehende Erscheinung oder um eine dauernde Veränderung handelt. Leider trauen sie sich oft auch nicht zu fragen.

Die Beeinträchtigung der Sexualität bedeutet für viele über die Krankheit hinaus eine zusätzliche, schwer zu bewältigende Belastung. Diese »souveräne Vernachlässigung« des für den Kranken zentralen Problems durch die psychiatrische Arbeit und Wissenschaft hat möglicherweise ihren Grund in einer weit verbreiteten Fehleinschätzung des Stellenwertes der Sexualität für die psychisch Kranken.

Deshalb ist das Gespräch über die Auswirkungen der Krankheit und die unerwünschten Wirkungen der Medikamentenbehandlung auf sexuelles Erleben und Verhalten unabdingbarer Bestandteil der Aufklärung der Patienten bei der Verordnung von Psychopharmaka. Voraussetzung dafür ist, dass die Therapeutinnen und Therapeuten sich dieser Forderung nicht nur stellen, sondern dass sie auch über ein Mindestmaß an Informationen über die Wirkungen von psychischer Krankheit und Psychopharmaka in diesem Bereich verfügen. Wer versucht, sich diese zu verschaffen, erlebt eine Überraschung: Die Literatur dazu ist spärlich und allenfalls über Einzelveröffentlichungen zugänglich.

LITERATUR → Eine allgemeine Übersicht über die Beeinträchtigung sexueller Funktionen durch Psychopharmaka haben B. STRAUSS und J. GROSS bereits 1986 zusammengestellt. Sie ist heute noch gültig.

Es reicht in der psychiatrischen Beratung der Patientinnen und Patienten nicht aus, bei der Banalität zu verharren, dass Psychopharmaka sexuelle Aktivität und sexuelle Erlebensfähigkeit dämpfen. Damit wird man den vielfältigen Wechselbeziehungen zwischen psychischer Krankheit, zwischenmenschlichem Verhalten und der Beeinflussung beider durch die Medikamente nicht gerecht!

Die Wirkungen von Tranquilizern und Schlafmitteln aller Art mögen als simples Beispiel dafür dienen. Man kann überall lesen und hören, dass sie die sexuelle Aktivität dämpfen. Aber das ist nur die halbe Wahrheit. In Wirklichkeit wirken diese Mittel ähnlich wie Alkohol. Ihre Wirkung auf das Erleben, das Empfinden und das zwischenmenschliche Verhalten hängt ebenso von der Dosis ab wie von der individuellen Persönlichkeit desjenigen, der sie einnimmt.

Allerdings wirken die Psychopharmaka durch ihren Eingriff in die Balance der Neurotransmitter in mancher Hinsicht *unmittelbar* auf die Sexualfunktionen ein.

Die Wechselbeziehung zwischen Krankheit, Persönlichkeit und Medikament sind bei der Antidepressiva- und Neuroleptikabehandlung noch vielschichtiger als bei den Auswirkungen von Schlafmittel- oder Tranquilizereinnahme beim Gesunden oder beim Angstkranken.

Antidepressiva

BEISPIEL → »Es ist, als hätte ich keinen Unterleib mehr«, berichtete ein 34-jähriger Arzt drei Tage nach Beginn der Behandlung mit einem Standard-Antidepressivum.»Ich spüre weder meinen Darm noch meine Blase noch irgendwelche sexuelle Empfindungen. Ich kann mir gar nicht vorstellen, dass da mal irgendetwas gewesen ist.« Auf Nachfrage fügt er hinzu: Es sei schon so, dass ihn die depressive Verstimmung in den letzten Wochen verändert habe. Alle seine Aktivitäten seien vermindert gewesen, auch die sexuellen. Dies sei jetzt aber etwas ganz anderes. Dies spiele sich nicht im Zwischenmenschlichen ab, sondern im Körper. Er sei verstopft, habe Schwierigkeiten beim Wasserlassen und Sexualität sei einfach nicht vorhanden.

In den Wochen zuvor sei das anders gewesen: Er sei eigentlich ein sportlicher und aktiver, sozialer Typ. Nach der Arbeit sei er ständig mit dem Fahrrad unterwegs. Seine Frau beklage sich darüber, dass es ihn kaum einen Abend zu Hause halte. Bei beginnender und wachsender depressiver Verstimmung hätte er den Sport eingestellt und kaum mehr einen Fuß vor die Tür gesetzt, sei morgens zunächst nur noch mühsam aus dem Bett gekommen und schließlich gar nicht mehr. Er habe Angst davor gehabt, in die Klinik zu gehen, weil er sich seinen Aufgaben nicht mehr gewachsen fühlte. Er habe ständig am Rockzipfel seiner Frau gehangen, ihre Nähe gesucht und sich an sie geklammert wie ein kleines Kind – auch körperlich.

Gleichzeitig sei sein sexuelles Interesse immer geringer geworden. Er sei nicht impotent gewesen; er habe einfach keine Lust mehr gehabt. Gleichzeitig hätten sich seiner Frau gegenüber Schuldgefühle aufgebaut. Nachdem er schon im Beruf versagt habe, könne er auch ihr nicht mehr gerecht werden – in keiner Hinsicht. Er sei eine größere Belastung für sie als ihr zweijähriges gemeinsames Kind.

Dieser depressive Arzt war in ungewöhnlicher Weise fähig, die Veränderungen zu beobachten und zu reflektieren, die durch die Krankheit und die Behandlung über ihn kamen. Die krankheitsbedingten Veränderungen betrafen seine gesamte Persönlichkeit, sein ganzes Wesen und seine Art, mit anderen Menschen umzugehen, insbesondere mit seiner Ehefrau. Alle diese Veränderungen lassen sich aus der Symptomatik, der Psychopathologie und der Psychodynamik der depressiven Störung ableiten. Die Medikamentennebenwirkungen, wie er sie schilderte, waren sehr viel spezifischer. Sie waren bei ihm offenbar auch besonders ausgeprägt und betrafen den ganzen Komplex des Empfindens und der Funktionen im Bereich von Enddarm und Urogenitalsystem.

Die im Beispiel geschilderten Nebenwirkungen unter Antidepressiva sind typisch, wenn auch ungewöhnlich ausgeprägt. Die Auswirkungen der Depressivität auf das Zwischenmenschliche und das sexuelle Verhalten können allerdings auch ganz anders sein.

Nicht ganz selten kommt es in der depressiven Verstimmung oder auf dem Weg in die Depression zu veränderten, auch zu gesteigerten Formen der sexuellen Aktivität. Diese können Ausdruck depressionsbedingter Persönlichkeitsveränderungen sein, aber auch Ausdruck depressiver Verzweiflung. Gelegentlich wird in der Literatur vom »Durchbruch« sonst verdrängter Neigungen berichtet. Häufiger scheint eine gesteigerte, nicht partnerbezogene sexuelle Aktivität zu sein.

Solche Verhaltensänderungen werden unterschiedlich interpretiert. Überwiegend wird die Auffassung vertreten, Depressive, die sich in einer Selbstwertkrise befinden, veränderten ihr Verhalten bei der fast zwanghaften Suche nach Selbstbestätigung. Ich neige zu einer einfacheren Deutung, die die ungerichtete Suche nach anderen Sexualpartnern ebenso erklärt wie das veränderte Verhalten in der vertrauten Partnerschaft: Sexuelle Erregung und Orgasmus gehören zu jenen Gefühlen, die in der zunehmenden emotionalen Versteinerung, die Depressive erleben, noch verhältnismäßig lange spürbar bleiben. Die Betroffenen suchen sie, weil sie so erfahren können, dass sie durch die Krankheit noch nicht alle Gefühle verloren haben.

Unter diesem Gesichtspunkt erhält die Einnahme von Antidepressiva auch unter dem Aspekt der unerwünschten Wirkungen auf sexuelles Empfinden und Verhalten eine andere Ebene. Mit der Überwindung der depressiven Symptome im Gefolge der Behandlung kehrt der Depressive zu seinen gewohnten und vertrauten Erlebensformen und Verhaltensweisen im zwischenmenschlichen Bereich zurück. Er kann auch seine sexuellen Empfindungen und Bedürfnisse wieder ordnen. Er kann bei entsprechender Aufklärung zudem lernen, mit den dämpfenden Wirkungen der Antidepressiva auf seine Sexualität umzugehen.

Die antidepressive Therapie führt auf dem Wege aus der Depression heraus in der Regel zu einem Erleben, das der Patient für sich selbst als »normaler« erlebt als jenes in der Zeit der depressiven Phase. Totales Erlöschen sexuellen Empfindens und sexueller Aktivität unter den Antidepressiva, die der depressive Patient in unserem Beispiel berichtete, ist im Übrigen eher ungewöhnlich. Viel häufiger erleben wir, dass erloschene sexuelle Empfindungen unter der antidepressiven Therapie zurückkehren. Nicht selten ist die Wiederaufnahme sexueller Aktivität unter Fortführung der Medikamentenbehandlung ein Indikator für die Besserung und das Abklingen der depressiven Verstimmung. Auch bei dem in unserem Beispiel vorgestellten Patienten kehrte nach Abklingen der depressiven Phase trotz Weiterbehandlung mit Antidepressiva in geringerer Dosis sexuelle Erlebnisfähigkeit und Aktivität zurück.

Neuroleptika

Die negativen Begleitwirkungen der Neuroleptika auf Sexualverhalten und sexuelles Empfinden sind seit langem bekannt. Sie liegen im Übrigen schon wegen ihrer Eingriffe in den Hormonstoffwechsel mit Erhöhung des Prolaktinspiegels nahe. Im Übrigen trägt auch die sedierende Wirkung der Neuroleptika zur Dämpfung von sexueller Aktivität bei. Libido und Potenz bei Männern und Libido und Orgasmusfähigkeit bei Frauen werden beeinträchtigt. Solche Störungen im sexuellen Bereich werden von den Patientinnen und Patienten sehr selten spontan geäußert. Sie scheinen dennoch häufig zu sein. Man sollte danach fragen, denn sie werden von den Betroffenen oft als belastend, gelegentlich als ängstigend erlebt. Partnerschaften, die durch die Krankheit ohnehin bedroht sind, geraten gelegentlich durch die Änderung der sexuellen Beziehungen in zusätzliche Schwierigkeiten.

Es ist nicht immer ganz leicht, zwischen Medikamentenwirkungen und Krankheitssymptomen zu unterscheiden. Die Psychose kann in ähnlicher Weise wie die Medikamente auf die sexuellen Empfindungen wirken. Eine genaue Erhebung der Vorgeschichte im Hinblick auf die Krankheit, die Medikamentenbehandlung und das sexuelle Verhalten kann hier weiterhelfen.

Jenseits dieser allgemeinen Feststellungen ist daran **Junge Mensche** zu denken, dass zahlreiche jugendliche Psychosekranke nicht über die Lebenserfahrungen verfügen, die Veränderungen zu begreifen und zu differenzieren, die die Krankheit und ihre Behandlung für ihr sexuelles Empfinden und Erleben zur Folge haben. Dieses Nichtverstehen führt nicht selten zu einem die Krankheitsphase überdauernden sexuellen Vermeidungsverhalten, das auch im Gefolge von körperlichen Erkrankungen bekannt ist. Psychotherapeutische Unterstützung ist in solchen Fällen notwendig.

Traumatisierende Wirkungen können krankheitsbedingte Störungen der sexuellen Identität oder des vertrauten Sexualverhaltens nach sich ziehen. Diese sind eher krankheits- als medikamentenbedingt. Dazu gehört vorübergehende Auflösung der heterosexuellen Identität bei jugendlichen Psychosekranken. Die Betroffenen sind den als Einbruch in ihre Persönlichkeit erlebten plötzlichen homoerotischen Empfindungen häufig nicht gewachsen und geraten zusätzlich aus dem Gleichgewicht. Nach der Genesung bleiben häufig Selbstzweifel und Schuldgefühle, die ebenfalls der psychotherapeutischen Bearbeitung bedürfen.

Dem Zusammenspiel von Psychose und Sexualität gegenüber darf die unmittelbare Bedeutung der Psychopharmakabehandlung nicht heruntergespielt werden. Die Häufigkeit solcher sexuellen Funktionsstörungen ist nur schwer abzuschätzen, weil wenig verlässliche Literatur vorliegt. Gezielte Befragungen ergaben bei Neuroleptikabehandlung einen Wert zwischen 30 und 60 Prozent von allen Betroffenen.

Therapieempfehlungen sind schwierig. Eine Dosisverminderung, wenn sie vertretbar ist, kann hilfreich sein. Ein Wechsel des Medikaments kann ebenfalls versucht werden. In jüngster Zeit wurde berichtet, dass Patienten bei dem Wechsel auf Leponex mit der Rückkehr verstärkter sexueller Empfindungen reagierten. Dabei handelt es sich vorerst jedoch um Einzelbeobachtungen.

Wichtig ist das Gespräch mit Betroffenen und gegebenenfalls mit ihren Partnern. Oft wirkt schon der Hinweis entlastend, dass es sich um eine medikamentenbedingte, fast immer vorübergehende Erscheinung handelt.

Psychopharmaka in Schwangerschaft und Stillperiode

Medikamente, die in der Schwangerschaft eingenommen werden, erreichen neben der Mutter meist auch das Kind. Das muss bei jeder Behandlung während einer Schwangerschaft beachtet werden. Wegen der besonderen Anfälligkeit des sich entwickelnden Kindes sind besondere Vorsicht und Zurückhaltung geboten. Missbildungen können auftreten, Neoplasien können sich entwickeln. Vergiftungen können auch jenseits des ersten Schwangerschaftsdrittels zu Organschäden führen. Allerdings darf auf eine Medikamentenbehandlung in der Schwangerschaft nicht grundsätzlich verzichtet werden, denn die unbehandelte Krankheit der Mutter kann ebenfalls schädigende Rückwirkungen auf das Kind haben. Ein zentrales Problem besteht darin, dass etwa die Hälfte der Schwangerschaften – auch bei psychisch Kranken unter Dauermedikation – ungeplant eintreten. Das bedeutet, dass die Organbildung bei ihrer Feststellung – meist nach vier bis sechs Wochen – weit fortgeschritten ist, nach neuerer Auffassung sogar weitgehend abgeschlossen. Das heißt: Zu diesem Zeitpunkt ist es wenig sinnvoll, eine indizierte und bewährte Medikation in Panik abzusetzen. Vielmehr ist eine sorgfältige Schaden-Nutzen-Abwägung notwendig. Wie groß ist die Wahrscheinlichkeit, dass ein Schaden eingetreten ist? Wie groß ist die Wahrscheinlichkeit, dass jetzt noch ein Schaden eintritt, wenn die Medikation fortgeführt wird? Wie groß ist das Risiko, wenn die Medikation beendet wird?
Die Risikoquote ist bei unterschiedlichen Medikamenten verschieden hoch. Das gilt im Übrigen nicht nur für Psychopharmaka. Oft ist sie nicht bekannt oder umstritten. Ein Problem besteht darin, dass sie bei älteren Medikamenten gut untersucht ist, während man über neuere

wegen der kürzeren Beobachtungszeit nur wenig weiß. Das muss aber nicht heißen, dass diese Substanzen ein höheres Risiko bergen. Alle Beteiligten befinden sich in einer schwierigen Entscheidungssituation, die sich nicht eindeutig auflösen lässt.

MERKE → Eine Medikamentenbehandlung während einer Schwangerschaft birgt viele Unwägbarkeiten und Entscheidungssituationen, die sich nicht »objektiv« lösen lassen, sondern für die in vertrauensvollen Gesprächen zwischen Therapeuten und Patientinnen subjektiv vertretbare Wege gesucht werden müssen.

Die Schwangerschaft

Für alle Medikamente gilt, dass durch sie ausgelöste Schäden in den ersten vierzehn Tagen der Schwangerschaft meist das Absterben der Frucht zur Folge haben. In der Embryonalzeit, in der die Organbildung im Vordergrund steht, ist die Gefahr von Missbildungen erhöht. In der Fetalzeit (ab dreizehnter Woche) sind Störungen der Organentwicklung und der Organfunktion des Neugeborenen möglich. Die Wirkungsdauer (Halbwertzeit) von Medikamenten verlängert sich und die Wirkungsintensität ist erhöht.

Wegen der erhöhten Gefahren müssen für die Medikamentenbehandlung in der Schwangerschaft und bei der stillenden Frau strengere Maßstäbe angelegt werden als bei anderen Patienten. Das »arznei-telegramm« verlangt, dass der verordnende Arzt sich vor einer Medikamentenbehandlung in der Schwangerschaft drei Fragen stellt:

1. Ist überhaupt die Gabe eines Medikamentes erforderlich?
2. Falls eine eindeutige und ernsthafte Indikation vorliegt, ist dann ein Medikament »das Mittel der Wahl« oder wäre es durch ein anderes Medikament oder eine andere Art von Therapie ersetzbar?
3. Wie verhält sich das Risiko für den Fetus zum Nutzen für die Mutter?

LITERATUR → Zu Einzelheiten sei auf das Taschenbuch der Arzneimittelverordnung in Schwangerschaft und Stillperiode von C. SCHAEFER und

H. SPIELMANN und auf die Übersichten von S. FRÜHWALD u. a. (1998) ver-
wiesen. Sie schlagen allgemeine Richtlinien für die Behandlung mit Psychopharmaka während der Schwangerschaft vor, die sie in einer Tabellenubersicht zusammengefasst haben:

ABBILDUNG 10 **Vorschlag allgemeiner Richtlinien für die Behandlung mit Psychopharmaka während der Schwangerschaft** (Frühwald u. a. 1998)

Psychopharmaka während der Schwangerschaft nur bei strenger psychiatrischer Indikation!
Immer die niedrigstmögliche Dosierung!
Tagesdosis auf 3–5 Einnahmen über den Tag verteilen, da die fraktionierte Dosierung potenziell weniger schädlich für den Embryo/Fetus ist!
Alle Missbildungen oder postnatalen Intoxikationen gut dokumentiert melden!
Aufklärung der Schwangeren und des Kindsvaters über die möglichen teratogenen und toxischen Effekte für den Fetus bzw. das Neugeborene!
Möglichst auf Medikation im ersten Trimenon verzichten und die Möglichkeit einer stationären Aufnahme statt Medikation prüfen, zum Beispiel um mit einer niedrigeren Dosierung auszukommen!
Im Rahmen der Risiko-Nutzen-Abwägung bedenken, dass die Psychose dem Embryo bzw. Feten gefährlicher werden kann, als Psychopharmaka einzusetzen!
Die Elektrokrampftherapie als Alternative zur medikamentösen Behandlung erwägen!
Vor dem errechneten Geburtstermin Dosisreduktion, um beim Neugeborenen eine Akkumulation mit folgender Sedierung, Trinkschwäche und der erhöhten Gefahr der Entwicklung von Nebenwirkungen vorzubeugen!
Keine neu auf dem Markt befindlichen Psychopharmaka einsetzen!

Schlafmittel sollten während der Schwangerschaft vermieden werden. ⟵ **Tranquiliz** Sie erhöhen die Gefahr von Missbildungen. Die Folgen der Verabreichung des Schlafmittels Contergan an schwangere Frauen sind als eine der größten Katastrophe in die Geschichte der Medikamentenbehandlung eingegangen.

Ist die medikamentöse Erreichung von Schlaf in der Schwangerschaft zwingend erforderlich, kann mit allen gebotenen Einschränkungen nach den ersten drei Monaten auf einen Tranquilizer zurückgegriffen werden. Dabei sollten nur Medikamente mit kurzer Halbwertzeit ohne aktive

Metaboliten verwendet werden. In der Peripartalphase, also in den letzten Wochen vor der Geburt, sind sie wegen zu erwartender Atemdepression, Entzugssymptomen und dem »Floppy-Infant-Syndrom« beim Neugeborenen kontraindiziert.

In der Schwangerschaft erlaubt sind auch einzelne H-1-Antihistaminika wie Promethazin (Atosil). Auch sie können in der Peripartalphase atemdepressive Wirkungen auf das Neugeborene haben.

Praktisch alle anderen Schlafmittel sind in der Schwangerschaft kontraindiziert. Frei verkäufliche Schlafmittel sollten gemieden werden.

Unter den Antidepressiva sind das trizyklische Ami- ⟵ **Antidepressiva**
triptylin, die SSRI Citalopram und Fluvoxamin sowie – in geringerem Umfang – das neuere Venlafaxin am besten dokumentiert. Bei diesen wurde kein erhöhtes Missbildungsrisiko gefunden.

Allerdings gehen die Substanzen auf das ungeborene Kind über, bei dem nach der Geburt Unruhe, Reizbarkeit, Zittern oder Schlafstörungen auftreten können. Um diese zu vermeiden, sollten die Antidepressiva, wenn irgend möglich, etwa 14 Tage vor der Geburt abgesetzt werden.

Lithium erhöht das Missbildungsrisiko. Auch unter Lithium-Dauermedikation kann nach der Geburt ein »Floppy-Infant-Syndrome« auftreten.

Ähnliches gilt für Carbamazepin, Valproat, Clopiramat und in geringerem Umfang für Lamotrigin. Auf Valproat sollte während der Schwangerschaft auch wegen des häufigen fötalen Valproat-Syndroms mit Leberschäden, Hypoglykämien und Entzugssymptomen ganz verzichtet werden. Am risikoärmsten ist wahrscheinlich das Lamotrigin.

Unter den Neuroleptika gelten die Butyrophenone ⟵ **Neuroleptika**
(Haloperidol u.a.) als verhältnismäßig sicher. Phenothiazine haben ein erhöhtes Missbildungsrisiko. Bei beiden Gruppen treten nach der Geburt Entzugserscheinungen auf.

Unter den Antipsychotika der zweiten Generation liegen bei Olanzapin, Quetiapin und Risperidon bislang keine Hinweise auf erhöhte Missbildungsrisiken vor. Allerdings ist auch bei diesen nach der Geburt mit Entzugssymptomen zu rechnen. Ähnliches gilt für Clozapin. Die Medikation der Wahl bleibt während der Schwangerschaft am ehesten Haloperidol.

Die Stillperiode

Der Einsatz von Psychopharmaka und Hypnotika in der Stillperiode kann problematisch sein, weil die Substanzen in die Muttermilch übergehen und die Glukoronisierungsleistung (die Verstoffwechslung in der Leber) des jungen Säuglings verringert wird. Deshalb sind Psychopharmaka in der Stillperiode nur bei strenger Indikation vertretbar. Sind hohe Medikamentendosen über längere Zeit unabdingbar, sollte das Abstillen erwogen werden.

Einzelgaben von Benzodiazepinen oder Benzodiazepin-Verwandten als Schlaf- oder Beruhigungsmittel sind vertretbar, aber nur Mittel mit kurzer Halbwertzeit ohne aktive Metaboliten und mit geringem Übergang in die Milch.

Unter den Antidepressiva sind am ehesten Fluxoxamin, Paroxetin, Sertralin sowie Zitalopram und S-Zitalopram (in niedriger Dosis) geeignet, unter den Neuroleptika Haloperidol, unter den stimmungsstabilisierenden am ehesten Lamotrigin und Carbamazepin.

Sind andere Psychopharmaka, vor allem als Dauermedikation, unabdingbar, muss ein Abstillen geprüft werden.

MERKE → Vor Eintritt der Schwangerschaft lässt sich leicht warnen, aber bei ausgeprägtem Kinderwunsch schwer raten. Ist die Patientin schwanger, sei vor Panikreaktionen gewarnt. Dann sind die individuellen Risiken für Mutter und Kind abzuklären und abzuwägen – bei Fortführen und bei Beendigung der Medikation.

Psychopharmaka in Akutsituationen und bei Suizidgefährdung

Akutsituationen in der Psychiatrie sind psychische Ausnahmezustände: psychomotorische Erregungszustände, delirante Syndrome, erregte Verwirrtheitszustände bei alten Menschen oder anderen Kranken mit hirnorganischen Psychosyndromen, Rausch, hervorgerufen durch Alkohol oder andere psychotrope Substanzen. Der epileptische Dämmerzustand sei ebenso erwähnt, und zur Akutsituation kann auch die Suizidalität gehören.

Akutsituationen können auch durch Psychopharmaka hervorgerufen werden: Depressive Verstimmungen mit Suizidalität unter Neuroleptikabehandlung kommen vor. Erregungszustände treten gerade bei älteren Personen unter der Therapie mit Antidepressiva auf. Auch eine erregte Verwirrtheit kann – vor allem bei älteren Menschen – durch eine Neuroleptikabehandlung herbeigeführt werden. Hoch dosierte Neuroleptika können zu innerer Unruhe und zu Schlaflosigkeit führen, die schließlich in Erregung umkippt.

Außerdem sind pharmakabedingte Delirien durch Antidepressiva und Neuroleptika immer wieder beobachtet worden. Solche Möglichkeiten müssen bei der differenzialdiagnostischen Klärung psychiatrischer Akutsituationen berücksichtigt werden.

Ruhige Begegnung

Die psychiatrische Akutsituation besteht schlimmstenfalls darin, dass ein Kranker im landläufigen Sinne »tobt«, sei es im Rausch, im psychogenen Ausnahmezustand, im schizophrenen oder im manischen Erregungszustand oder im Rahmen eines Horrortrips. Mit anderen Worten, der Arzt gerät in eine für ihn ungewohnte Situation, in der sogar die Gefahr von gewalttätiger Auseinandersetzung gegeben ist.

Bei Patienten, die zur Krankenhausaufnahme kommen oder zum Arzt gebracht werden, ist nicht selten schon eine Eskalation von Gewalt abgelaufen. In dieser Situation ist nicht nur die Überlegung geboten, was zweckmäßig ist, sondern auch, was ohne weitere Gewalt möglich erscheint.

Bei der Bekämpfung des Erregungszustandes steht das Medikament deshalb nicht an erster Stelle. Zunächst ist die Situation zu klären und – wenn irgend möglich – der Patient zu besänftigen: erst zuhören, dann selbst reden und dann – wenn erforderlich – handeln. Wichtig ist es, vom erregten Patienten so viel Abstand zu halten, dass er nicht den Eindruck bekommt, man trete ihm zu nahe, man bedrohe ihn. Es sollten nicht zu viele Menschen um ihn herumstehen: Arzt, Pfleger, Sanitäter, Polizisten und vielleicht auch noch andere Patienten.

Mancher erregte Alkohol- oder Medikamentenintoxikierte lässt sich beruhigen, wenn man Abstand von ihm hält und ihm sein Bett zeigt. Mancher Kranke in einem psychogenen Erregungszustand lässt sich aus dieser Krise herausreden, wenn man ihm ruhig, bestimmt und ohne Angst entgegentritt und wenn man ausreichend Geduld aufbringt, ihm zuzuhören.

Auch beim erregten Psychosekranken, sogar beim Maniker, trägt die Vermittlung einer ruhigen Atmosphäre viel zu einer Entspannung bei. Am wenigsten erfolgreich sind solche Maßnahmen beim epileptischen Dämmerzustand, beim delirant oder beim verwirrt Erregten.

Kommt man durch Reden, Zuhören und Vermitteln einer entspannten Atmosphäre nicht weiter, so muss man handeln, um den Kranken vor Schaden zu bewahren und um ihm die Angst zu nehmen, die fast immer akuten Erregungszuständen zugrunde liegt.

Entschließt man sich, Medikamente einzu-   ↤ **Medikamenteneinsatz**
setzen, muss das gezielt und entschlossen geschehen. Ziel der medikamentösen Behandlung im Erregungszustand ist fast immer die Induzierung von schlaf- bzw. von narkoseähnlichen Zuständen. Wenn das nicht das Ziel ist, so ist es doch eine »Nebenwirkung«. Deswegen sind Maßnahmen zur Überwachung von Kreislauf und Atmung zwingend erforderlich. Ein Krankenpfleger hat sich am Bett aufzuhalten, ein Arzt muss sich in Abrufbereitschaft befinden.

Die Wahl des Medikamentes hängt bis zu einem gewissen Grad von der Diagnose ab. Allgemein wird empfohlene, psychotische Erregungszustände mit Kombinationen von hochpotenten Neuroleptika und Tranquilizern (etwa Haldol und Valium) zu bekämpfen, bei psychogenen Erregungszuständen und Horrortrips Valium einzusetzen und bei symptomatischen Psychosen, hirnorganischen Psychosyndromen und akuten Intoxikationen – einschließlich Alkoholrausch – Haloperidol zu geben, das bei intravenöser Verabreichung ein gute und rasche sedierende Wirkung hat. Der epileptische Dämmerzustand wird ebenfalls mit Valium bekämpft.

Verwirrtheits- und Erregungszustände im Alter werden ebenfalls mit hochpotenten Neuroleptika behandelt, allerdings in deutlich niedrigerer Dosierung (bei Haloperidol 1–5 mg oder Risperidon 1–4 mg). Risperidon muss wegen seiner kreislaufdepressiven Wirkung einschleichend verordnet werden.

Sobald wie möglich muss nach typischen körperlichen Ursachen gesucht werden: Dehydratation, hyper- oder hypoglykämischer Zustand; Herz-Kreislauf-Störungen; Schlaganfall, Schilddrüsenunterfunktionen; Demenzen und weitere körperliche Krankheiten. Die antipsychotische Behandlung muss auf die Behandlung der Grunderkrankung abgestimmt werden und ersetzt diese nicht!

Wesentlich häufiger als bei jungen kommen bei älteren Menschen als Ursachen deliranter Zustände eingenommene Medikamente infrage.

Die Behandlung der Grundkrankheit steht auch hier an erster Stelle. Die Behandlung der Demenz sollte nach der spezifischen Diagnostik, gegebenenfalls mit Acetycholinesterase-Hemmern eingeleitet werden. Hierzu sei auf ausführliche Therapie-Lehrbücher verwiesen.

Die schonende Behandlung von erregten Patienten stellt hohe menschliche und therapeutische Anforderungen an den behandelnden Arzt und das Gesamtteam. Es muss deutlich ausgesprochen werden, dass die Alternative zur gelungenen Beruhigung nicht selten Gewalt, Fesselung oder Isolierung ist. Es soll hier auch nicht verschwiegen werden, dass es Akutsituationen gibt, in denen der Einsatz von Gewalt gegen den Patienten nicht zu vermeiden ist.

ABBILDUNG 11 **Behandlung bei akuter Erregung**

Syndrom	Behandlung
Psychogene Erregung	Diazepam
Horrortrip	Diazepam
Epileptischer Dämmerzustand	Diazepam, Phenytoin
Schizophrene Erregung	Haloperidol
Manische Erregung	Haloperidol
Agiert-depressive Erregung	Haloperidol
Erregung bei hirnorganischen Psychosyndromen	Haloperidol
Erregung bei gerontopsychiatrischen Syndromen	Haloperidol
Alkoholrausch	Haloperidol
Medikamentenrausch	Haloperidol
Delir	Haloperidol, Clomethiazol

Allgemein ist festzustellen, dass die intravenöse Verabfolgung von Haloperidol in ausreichender Dosierung bei verhältnismäßig geringem Risiko zur Beruhigung bei fast jedem Erregten führt. Eine Ausnahme bildet der epileptische Dämmerzustand, der mit Valium behandelt wird. Cave: Die zu rasche Injektion kann zum Atemstillstand führen!

Ich halte den Einsatz von Haloperidol als Mittel der ersten Wahl in Akutsituationen nach wie vor für gerechtfertigt – und zwar vor allem wegen seiner großen therapeutischen Breite und wegen seiner geringen Kreislaufwirkungen.

Akute Alkohol- und Medikamentenintoxikation

Leichte Intoxikation: Bei leichten Alkohol- und Medikamentenintoxikationen ist die Ausnüchterung durch Ausschlafen unter Kontrolle von Blutdruck, Puls, Atmung und Temperatur indiziert. Auf jeden Fall muss der Patient körperlich sorgfältig untersucht werden, um andere Erkrankungen oder Verletzungen, insbesondere Schädelhirntraumen, auszuschließen.

Mittelschwere Intoxikation: Bei mittelschweren Intoxikationen mit Bewusstseinstrübung im Stadium der Somnolenz ist eine intensive Überwachung notwendig. Eine Magenspülung sollte durchgeführt werden, um das Aspirationsrisiko auszuschalten, also das Eindringen von Erbrochenem in die Lunge. Zusätzlich empfiehlt sich die parenterale Gabe von Flüssigkeit und Elektrolyten. Bei Hypnotikaintoxikationen muss eine forcierte Harnausscheidung (Diurese) erwogen werden.

Schwere Intoxikation: Bei schweren Intoxikationen mit Bewusstlosigkeit ist die Behandlung auf einer Intensivstation notwendig. Der Blutalkoholspiegel sollte bestimmt werden. Eine Magenspülung darf nur bei Intubation durchgeführt werden. Im Übrigen erfolgt die Behandlung nach intensivmedizinischen Kriterien mit parenteraler Flüssigkeits- und Elektrolytzufuhr, Vorbeugung einer Lungenentzündung (Pneumonieprophylaxe), in schweren Fällen mit drohendem Kreislaufversagen mit Volumenersatz, Einsatz von Kreislaufmitteln vom Noradrenalin-/Dopamintyp, assistierte Beatmung. Bei Hypnotikaintoxikationen muss eine forcierte Diurese durchgeführt werden, gegebenenfalls in schwersten Fällen eine Blutreinigung (Hämodialyse).

Prädelirien und Delirien sind psychiatrische Notfälle. Eine umgehende differenzialdiagnostische Abklärung durch eine internistische, neurologische und psychiatrische Untersuchung ist erforderlich. Es ist zu klären, ob dem akuten Krankheitsbild unerkannte internistische oder neurologische Erkrankungen zugrunde liegen, die eine andere Therapie zur Folge haben würden. Bei chronisch Alkoholkranken kann jede schwere Erkrankung ein Delir auslösen; umgekehrt können viele schwere Allgemeinerkrankungen mit einer deliranten Symptomatik einhergehen.

Derartige Situationen müssen vor Einleitung der Behandlung erkannt werden. So können zum Beispiel versteckte Schädelhirntraumen leicht übersehen werden. Die Behandlung mit sedierenden Substanzen erschwert die Erhebung neurologischer Befunde und überdeckt das psychopathologische Bild. Die Patienten können sich durch die Sedierung zu Beschwerden oft nicht adäquat äußern.

Nach der diagnostischen Abklärung ist zu entscheiden, wann und mit welchen Medikamenten in welcher Dosierung die Behandlung von Entzugssymptomen begonnen werden soll. Oft ist festzulegen, wann ein akut unter Alkoholeinfluss stehender Patient, der bereits prädelirante Symptome zeigt, sedierende Medikamente erhalten soll. Die Verhinderung von generalisierten Krampfanfällen im Entzug sowie der Entwicklung eines Delirs sind das Behandlungsziel.

Ein wichtiger Behandlungsschritt ist der Ausgleich von Flüssigkeitsdefiziten und Elektrolytsstörungen – ein verminderter Kaliumgehalt im Blut (Hypokaliämie) ist die Regel. Die Elektrolyt- und Flüssigkeitssubstitution senkt die Häufigkeit von generalisierten Krampfanfällen und Delirien.

Am einfachsten ist die orale Flüssigkeitszufuhr; zweckmäßig ist ein geeignetes Mineralwasser, ergänzt durch ein Kaliumpräparat. Gegebenenfalls muss zum Trinken aufgefordert und aktiv unterstützt werden. Die erforderlichen Flüssigkeitsmengen sind hoch. Die Patienten sind einer-

seits an große Trinkmengen gewöhnt, haben andererseits häufig aus äußeren Gründen vor der Einweisung lange nicht mehr trinken können.
Hinzu kommt ein Wasser- und Elektrolytverlust durch Erbrechen, Durchfall und Schwitzen. Die parenterale Flüssigkeitssubstitution erfordert einen höheren Aufwand und beansprucht mehr Zeit. Außerdem werden die psychomotorisch unruhigen Patienten immobilisiert und eingeengt.
Bei den Medikamenten stehen Clomethiazol (Distraneurin), Tranquilizer und Antiepileptika im Vordergrund.

Drogennotfälle und Benzodiazepinintoxikation

Drogennotfälle und Benzodiazepinintoxikation sind keineswegs ausschließlich eine Angelegenheit der Notfallmedizin in Klinik und Notfalldienst. Sie kommen auch in der psychiatrischen Klinik vor. Insbesondere bei der Opiatintoxikation ist rasches Handeln erforderlich. Bei beiden Formen der Vergiftung stehen spezifische Gegenmittel zur Verfügung.
Die Behandlung besteht in der i. v.-Injektion des Opiat- ⟵ **Opiate** antagonisten Naloxon. Zu Beginn empfiehlt sich die i.v.-Injektion von 0,4 bis 2 mg Naloxon. Die Verabreichung kann, falls erforderlich, alle zwei bis fünf Minuten wiederholt werden. Die Substanz kann auch i. m. oder subkutan injiziert werden. Naloxon verdrängt die Opiate von den Rezeptoren und führt zu sofortiger Besserung der Intoxikationssymptome. Es ruft keine Atemdepression hervor.
Folgendes ist unbedingt zu beachten: Wegen der kurzen Halbwertzeit von Naloxon ist eine lückenlose Überwachung über mindestens 24 Stunden mit entsprechenden Nachinjektionen zwingend. Bei mangelhafter Überwachung und bei Abhängigen, die sich nach der Erstinjektion aus der ärztlichen Obhut entfernt haben, sind Todesfälle beschrieben worden, die auf jeden Fall vermeidbar gewesen wären.

MERKE → In der Akutsituation geht es um Lebensrettung. Ohne den Versuch der Motivation zur Behandlung der Abhängigkeit ist sie unvollständig.

Flumazenil (Anexate) hebt die klinische Wirkung von Benzodiazepinen auf. In der Anästhesie dient es zur Beendigung einer Benzodiazepin-Narkose. Klinisch ist sein Einsatz bei Benzodiazepinintoxikationen indiziert. Wegen verhältnismäßig kurzer Halbwertzeit ist eine anschließende, ausreichend lange andauernde Überwachung unerlässlich.

↩ **Benzodiazepine**

Medikamente bei Suizidgefährdung

Es gibt keine Medikamente gegen Suizidalität. Aber es gibt Medikamente gegen Angst und innere Unruhe, gegen quälende Überwachheit und gegen Schlaflosigkeit; es existieren zudem Medikamente zur Behandlung einer Reihe von psychischen Krankheiten, die mit Suizidalität einhergehen. Die Medikamente mögen nur symptomatisch wirken, aber die Unterdrückung quälender Symptome kann für den Verzweifelten eine Frage von Leben und Tod sein.

Deshalb darf die stützende Funktion der Medikamentenbehandlung beim suizidgefährdeten Menschen nicht unterschätzt werden. Der englische Psychologe S. SUTHERLAND (1981) berichtete im Zusammenhang mit einer eigenen seelischen Krise, ihm sei mit dem Argument von Psychopharmaka abgeraten worden, dass diese ihn doch nur dämpfen würden. Doch nur durch diese Dämpfung habe er überleben können.

Das bedeutet nicht, dass Suizidgefährdung primär eine Indikation für Medikamentenbehandlung wäre. Sie verlangt nach Krisenintervention, psychotherapeutischer Stützung und flankierenden psychotherapeutischen Maßnahmen. Wenn Hilfe durch Freunde und Angehörige nicht gewährleistet ist oder wenn die Bindung zwischen dem Therapeuten und dem Gefährdeten nicht ausreichend tragfähig ist, dann kann eine Klinikaufnahme notwendig sein.

Medikamente sind allerdings auch nicht immer hilfreich. Sie können nämlich eine Suizidalität sehr wohl verdecken, »maskieren«. Sie können gelegentlich sogar zu ihrer Verschärfung beitragen. Bei bestimmten agitierten Formen der Depression beispielsweise genügt es nicht, antidepressiv medikamentös zu behandeln. Insbesondere bei bekannter Suizidgefährdung ist es notwendig, zugleich zur Beruhigung beizutragen, den Zwang zum Grübeln und zu Selbstvorwürfen zu lindern und für Schlaf zu sorgen. In solchen Fällen kann es ausreichen, auf Antidepressiva vom Amitriptylintyp zurückzugreifen, die zugleich dämpfende und schlafanstoßende Wirkungen haben, statt Antidepressiva vom Imipramintyp einzusetzen, denen antriebssteigernde Wirkungen zugeschrieben werden.

↪ **»Maskierung«**

Die Maskierung von Krankheitssymptomen und einer Suizidgefährdung ist eine Begleitwirkung der Pharmakotherapie, an die man denken muss. Besonders bei der Erstgewährung von Ausgang, beim Einsatz von aktivierenden soziotherapeutischen Maßnahmen und vor der Entlassung ist es wichtig zu prüfen, ob Belastbarkeit und Stabilität möglicherweise nur scheinbar vorliegen. Dies ist besonders der Fall, wenn noch hohe Medikamentendosen erforderlich sind.

Dann ist erhöhte Wachsamkeit schon deshalb am Platz, weil unregelmäßige Medikamenteneinnahme – etwa im Urlaub – nicht selten in eine Krise führt. Dieses Risiko ist besonders groß, wenn Entlassung oder Beurlaubung unter hohen Medikamentendosen vorzeitig und ohne Einverständnis zwischen Patient und Arzt erfolgen. In jüngster Zeit sind bei älteren Patientinnen und Patienten mehrfach schwere suizidale Syndrome nach plötzlichem Absetzen von längerzeitig eingenommenen Benzodiazepinen beobachtet worden. Die Wiederaufnahme der Behandlung führte regelmäßig zum raschen Verschwinden solcher Bilder. An diese Möglichkeit ist zu denken, wenn ältere Patienten, die oft nicht wissen, was sie eingenommen haben, nach der Klinikaufnahme zunehmend unruhig und gequält wirken und Suizidgedanken entwickeln.

MERKE → Akutsituationen, ob nun psychisch bedingt oder pharmakologisch provoziert, stellen medizinische Notfälle dar, die bei aller Aufregung Bedachtsamkeit verlangen. Dies schließt mit ein, dass Angehörige, Betreuende, Ärzte und Pfleger Ihre Wissensgrenzen kennen und akzeptieren, um nicht durch Aktionismus oder Unterlassung den Kranken in weitere Lebensgefahr zu bringen, statt ihn einer effektiven Versorgung anzuvertrauen.

Ausgewählte Literatur

Arzneimittelkommission der Deutschen Ärzteschaft (1980): Tranquilizer nicht gegen Alltagsstress. In: *Deutsches Ärzteblatt*, S. 2106.

BANDELOW, B.; BLEICH, S.; KROPP, S. (2004): Handbuch Psychopharmaka. Göttingen u. a.

BASAGLIA, F. (1977): Diskussionsbemerkung nach einem Vortrag im Niedersächsischen Landeskrankenhaus Wunstorf.

BENKERT, O.; HIPPIUS, H. (Hg.) (2006): Kompendium der Psychiatrischen Pharmakotherapie. Heidelberg u. a.

BRÄUNIG, P. (1989): Hochfrequenter Phasenwechsel (Rapid Cycling) als Komplikation bei bipolaren affektiven Psychosen. In: *Zentralblatt Neurologie Psychiatrie*, 251, S. 11–12.

BUDDEBERG, C.; FURRER, H.; LIMACHER, B. (1988): Sexuelle Schwierigkeiten ambulant behandelter Schizophrener. In: *Psychiatrische Praxis*, 15, S. 187–191.

DAVIS, J. M.; CHEN, N.; GLICK, S. (2003): A Meta-Analysis of the Efficacy of Second-Generation Antipsychotics. In: *Archives General Psychiatry*, 60, S. 553–564.

EMRICH, H. M. (2000): Antikonvulsiva in der Psychiatrie. Stuttgart u. a.

EDWARDS, J.G. (1995): Suicide and Antidepressants. In: *British Medical Journal*, 310, S. 205–206.

FINZEN, A. (1997): Suizidprophylaxe bei psychischen Störungen. Bonn.

FINZEN, A. (2001): Leponex und Suizid. In: NABER, D.; MÜLLER-SPAHN, F. (Hg.): Clozapin (25 Jahre Leponex). Heidelberg u. a.

FINZEN, A. (2003): Meine Geschichte mit Leponex. Wie man mit Clozapin umgeht – und warum. Bibliophiler Privatdruck. Bezug über: Asmus.Finzen@vtxmail.ch.

FÖRSTL, H. (Hg.) (2003): Antidementiva. München.

Frühwald, S.; Ossege, M.; Thau, K.; Lenz, G. (1998): Psychopharmaka in der Schwangerschaft: Nutzen und Risiken. In: *Psychiatrische Praxis*, 25, S. 126–133.

Frühwald, S.; Ossege, M.; Lenz, G. (2000): Psychopharmaka in der Stillzeit. In: *Psychiatrische Praxis*, 27, S. 55–63.

Geddes, J.; Freemantle, N. u. a. (2000): Atypical Antipsychotics in the Treatment of Schizophrenia: A Systematic Overview and a Meta-Regression Analysis. In: *British Medical Journal*, 321, S. 1371–1376.

Gelman, S. (1999): Medicating Schizophrenia. A History. New Brunswick u. a.

Glaeske, G. (2006): Psychotrope und andere Arzneimittel mit Missbrauchs- und Abhängigkeitspotenzial. In: Jahrbuch Sucht 2005. Geesthacht.

Greve, N.; Osterfeld, M.; Diekmann, B. (2007): Umgang mit Psychopharmaka. Ein Patienten-Ratgeber. Bonn.

Haase, H. J. (1977): Therapie mit Psychopharmaka. Stuttgart.

Healy, D. (1997): The Antidepressant Era. Cambridge (Mass.) u. a.

Healy, D. (2002): The Creation of Psychopharmacology. Cambridge (Mass.) u. a.

Hewer, W.; Rössler, W. (2002): Das Psychiatrie-Notfall-Buch. München.

Herxheimer, A. (1977): Arzneimittelbrief.

Hole, G. (1997): Depressionsbehandlung in der Allgemeinpraxis. In: *Ärztliche Praxis*, 31, 23, S. 84–89.

Horn, H. J. (1971): Endogene Depression und Sexualverhalten. In: *Fortschritte der Neurologie und Psychiatrie*, 39, S. 668–696.

Hyman, S. E.; Fenton, W. S. (2003): What are the Right Targets for Psychopharmacology? In: *Science*, 299, S. 350–357.

Jick, S. S.; Dean, A. D.; Jick, H. (1995): Antidepressants and suicide. In: *British Medical Journal*, 310, S. 215–218.

Katschnig, H. (1989): Die andere Seite der Schizophrenie. Weinheim u. a.

Kielholz, P. (1971): Diagnose und Therapie der Depression für den Praktiker. München.

Kuschinsky, G.; Lüllmann, H. (1993): Kurzes Lehrbuch der Pharmakologie und Toxikologie. Stuttgart u. a.

Lader, M. (1971): Clinical Psychopharmacology. Some Current Problems. In: *Psychological Medicine*, 1, S. 150–158.

Laux, G.; Dietmaier, O. (2006): Praktische Psychopharmakotherapie. Stuttgart.

Leff, J. P. (1977): Die Angehörigen und die Verhütung des Rückfalls. In: Katschnig, H. (Hg.): Die andere Seite der Schizophrenie. München, S. 167–180.

Lehmann, P. (1986): Der chemische Knebel. Warum Psychiater Neuroleptika verabreichen. Berlin.

Lieberman, J.A.; Stroup, u. a. (2005): Effectiveness of Antipsychotic Drugs in Patients with Chronic Schizophrenia. In: *New England Journal of Medicine*, 353, S. 1209–1223 (CATIE-Studie).

Marder, S. R.; Putten, Th. v. (1988): Who should Receive Clozapine? In: *Archives General Psychiatry*, 45, S. 865–867.

Möller, H. J.; Kissling, W.; Stoll, K. D.; Wendt, G. (Hg.) (1989): Psychopharmakotherapie. Ein Leitfaden für Klinik und Praxis. Stuttgart u. a.

Naber, D.; Lambert, M.; Krausz, M. (2003): Atypische Neuroleptika in der Behandlung schizophrener Patienten. Bremen.

Reichert, H. (2000): Neurobiologie. Stuttgart u. a.

Schaefer, C.; Spielmann, H. (2001): Arzneiverordnung in Schwangerschaft und Stillzeit. München.

Schulte, W.; Tölle, R. (1982): Wahn. Stuttgart.

Strauss, B.; Gross, J. (1986): Empirische Untersuchungen zum Sexualverhalten psychotischer Patienten – ein Überblick. In: *Fortschritte der Neurologie und Psychiatrie*, 54, S. 248–258.

Sutherland, S. (1981): Die seelische Krise. Frankfurt a. M.

Tölle, R. (1999): Psychiatrie. Heidelberg u. a.

Ungvari, G. (1982). Neuroleptische Behandlung und unerwarteter Tod. In
Fortschritte der Neurologie und Psychiatrie, 50, S. 267–273.

Woggon, B. (1987): Pharmakotherapie affektiver Psychosen. Psychiatrie der
Gegenwart. Heidelberg u. a., S. 273–326.

Bücher von Asmus Finzen im Psychiatrie-Verlag

Schizophrenie – die Krankheit verstehen
978-3-88414-151-9
180 S., 15,90 Euro / 28,50 SFr

Schizophrenie – die Krankheit behandeln
978-3-88414-261-5,
160 S., 15,90 Euro / 28,50 SFr

Schizophrenie ist behandelbar – sogar gut behandelbar, wenn man begreift, dass Schizophreniekranke empfindsame Menschen sind, die neben Therapie Verständnis und Toleranz benötigen.

Suizidprophylaxe bei psychischen Störungen
Prävention – Behandlung – Bewältigung
978-3-88414-211-0
220 S., 16,90 Euro / 30,10 SFr

Die Selbsttötung psychisch Kranker während der Behandlung in Klinik und Praxis ist eine Herausforderung für die Psychiatrie. Jeder Therapeut, der jemals damit konfrontiert wurde, kennt das Ausmaß an Schuldgefühlen und Verunsicherung. Aber: Suizidverhütung während der psychiatrischen Behandlung ist möglich und aussichtsreich. Dieses Buch sagt wie!

Massenmord ohne Schuldgefühl
Die Tötung psychisch Kranker und geistig Behinderter auf dem Dienstweg
978-3-88414-197-7
Edition das Narrenschiff
198 S., geb., 19,90 Euro / 36,00 SFr

Dieses Buch macht in beklemmender Weise deutlich, wie ein perfekter bürokratischer Apparat ohne größere Probleme in den Dienst des Bösen gestellt werden kann, gleichsam Massenmord an psychisch Kranken und geistig Behinderten »auf dem Dienstweg« organisiert wurde. Asmus Finzen zeichnet diese Entwicklung anhand von Originaldokumenten einer norddeutschen Klinik nach, die er in den 70er Jahren leitete. Er zeigt, wie die Verstrickung, auch die persönliche, noch nach Jahrzehnten andauert.

Psychiatrie-Verlag GmbH
www.psychiatrie-verlag.de   verlag@psychiatrie.de